全国高等职业教育口腔医学/口腔医学技术专业"十三五"规划教材

全口义齿修复工艺技术

（供口腔医学、口腔医学技术专业使用）

主　编　刘　洪

副主编　吴　非　徐晶心　杜林娜　杜　娟

编　委　（以姓氏笔画为序）

尹晓斌（安阳职业技术学院）

石　娟（河南护理职业学院）

乔　婷（菏泽医学专科学校）

刘　洪（江苏医药职业学院）

杜　娟（江苏护理职业学院）

杜林娜（山东医学高等专科学校）

吴　非（辽宁医药职业学院）

张　彪（安徽中医药高等专科学校）

邵建民（漯河医学高等专科学校）

周曼莉（上海市徐汇区牙病防治所）

徐晶心（上海健康医学院附属卫生学校）

蒋尚飞（江苏医药职业学院）

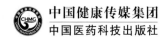
中国健康传媒集团
中国医药科技出版社

内 容 提 要

  本教材为"全国高等职业教育口腔医学/口腔医学技术专业'十三五'规划教材"之一,系根据本套教材的编写思想和原则要求,结合口腔医学技术专业培养目标和全口义齿修复工艺技术课程的教学目标、教学内容和任务要求编写而成。其具有专业针对性强、紧密结合行业要求和社会用人要求、与职业技能鉴定相对接的特点;以全口义齿的制作为主线,包括了全口义齿的临床诊疗和制作等内容。本教材是书网融合教材,纸质教材有机融合电子教材、教学配套资源(包括PPT、微课、视频、图片等)、题库系统、数字化教学服务(在线教学、在线作业、在线考试),使教学资源更加多样化、立体化。

  本教材主要供口腔医学技术专业师生使用,也可以作为口腔医学学生的参考教材。

图书在版编目(CIP)数据

全口义齿修复工艺技术/刘洪主编. — 北京:中国医药科技出版社,2019.12

全国高等职业教育口腔医学/口腔医学技术专业"十三五"规划教材

ISBN 978-7-5214-1446-2

Ⅰ.①全… Ⅱ.①刘… Ⅲ.①义齿学—高等职业教育—教材 Ⅳ.① R783.6

中国版本图书馆 CIP 数据核字 (2019) 第 266884 号

美术编辑 陈君杞

版式设计 古今方圆

出版	**中国健康传媒集团** | 中国医药科技出版社
地址	北京市海淀区文慧园北路甲 22 号
邮编	100082
电话	发行:010-62227427 邮购:010-62236938
网址	www.cmstp.com
规格	889 × 1194 mm $^1/_{16}$
印张	8
字数	171 千字
版次	2019 年 12 月第 1 版
印次	2019 年 12 月第 1 次印刷
印刷	北京市密东印刷有限公司
经销	全国各地新华书店
书号	ISBN 978-7-5214-1446-2
定价	**36.00 元**

获取新书信息、投稿、为图书纠错,请扫码联系我们。

数字化教材编委会

全国高等职业教育口腔医学/口腔医学技术专业"十三五"规划教材

出版说明

为深入贯彻《现代职业教育体系建设规划（2014—2020年）》以及《医药卫生中长期人才发展规划（2011—2020年）》文件的精神，满足高等职业教育口腔医学/口腔医学技术专业培养目标和其主要职业能力的要求，不断提升人才培养水平和教育教学质量，在教育部及国家药品监督管理局的领导和指导下，在本套教材建设指导委员会主任委员王斌教授等专家的指导和顶层设计下，中国医药科技出版社组织全国60余所高职高专院校及附属医疗机构近130余名专家、教师历时1年多精心编撰了"全国高等职业教育口腔医学/口腔医学技术专业'十三五'规划教材"。本套教材包括高等职业教育口腔医学/口腔医学技术专业理论课程主干教材共计10门，主要供全国高等职业教育口腔医学/口腔医学技术专业教学使用。

本套教材定位清晰、特色鲜明，主要体现在以下方面。

一、紧扣培养目标，满足职业标准和岗位要求

口腔医学专业高等职业教育的培养目标是培养能够面向口腔医疗机构的助理医师或医师助手等高素质、实用型医学专门人才，即掌握口腔医学、基础医学和临床医学的基本理论知识，具备口腔临床工作的主要技术技能，能够从事口腔常见病、多发病的基本诊疗和预防工作；口腔医学技术专业高等职业教育的培养目标是培养能适应口腔修复制作行业需要的高素质、技能型专门人才，即具有与专业相适应的基础理论与专业技能，能运用现代技术和手段进行各种口腔修复体制作。本套教材的编写以高等职业教育口腔医学/口腔医学技术专业培养目标为导向，对接职业标准和岗位要求，为培养口腔医学/口腔医学技术专业高素质、技能型专门人才提供教学蓝本。

二、体现口腔医学/口腔医学技术专业特色

本套教材在专业思想、专业知识、专业工作方法和技能上体现口腔医学/口腔医学技术专业特色。基础课、专业基础课教材的内容注重与专业课教材内容对接；口腔医学专业课教材内容与口腔临床岗位对接，着重强调符合基层口腔临床岗位需求及全科医生口腔助理医师培养需求；口腔医学技术专业课教材内容与行业及企业标准、职业资格标准衔接，着重强调符合行业需要及职业能力培养需要。

三、对接口腔执业助理医师和口腔医学技术初级（士）卫生专业技术资格考试

本套教材中，涉及口腔执业助理医师和口腔医学技术初级（士）卫生专业技术资格考试的课程内容紧密对接《口腔执业助理医师资格考试大纲》《口腔医学技术初级（士）考试大纲》，并在教材中插入相关"考点提示"，有助于学生复习考试，提升考试通过率。

四、书网融合，使教与学更便捷更轻松

全套教材为书网融合教材，即纸质教材与数字教材、配套教学资源、题库系统、数字化教学服务有机融合。通过"一书一码"的强关联，为读者提供全免费增值服务。按教材封底的提示激活教材后，读者可通过PC、手机阅读电子教材和配套课程资源（PPT、微课、视频等），并可在线进行同步练习，实时反馈答案和解析。同时，读者也可以直接扫描书中二维码，阅读与教材内容关联的课程资源，从而丰富学习体验，使学习更便捷。教师可通过 PC 在线创建课程，与学生互动，开展在线课程内容定制、布置和批改作业、在线组织考试、讨论与答疑等教学活动，学生通过 PC、手机均可实现在线作业、在线考试，提升学习效率，使教与学更轻松。此外，平台尚有数据分析、教学诊断等功能，可为教学研究与管理提供技术和数据支撑。

编写出版本套高质量教材，得到了全国知名专家的精心指导和各有关院校领导与编者的大力支持，在此一并表示衷心感谢。出版发行本套教材，希望受到广大师生欢迎，并在教学中积极使用本套教材和提出宝贵意见，以便修订完善，共同打造精品教材，为促进我国高等职业教育口腔医学 / 口腔医学技术专业教育教学改革和人才培养做出积极贡献。

中国医药科技出版社

2019 年 11 月

全国高等职业教育口腔医学/口腔医学技术专业"十三五"规划教材

建设指导委员会

前　言
Foreword

《全口义齿修复工艺技术》是为了深入贯彻教育纲要和医药卫生改革意见、落实《关于深化医教协同进一步推进医学教育改革和发展的意见》等教育改革文件精神，根据高职高专口腔医学技术专业培养目标、主要就业方向和职业能力要求，以口腔医学技术专业的培养目标为导向，以职业技能的培养为根本、能够满足岗位需要、学教需要和社会需要，培养更多更好的技术技能型口腔医学技术人才，在不断汲取各院校在教学实践中的成功经验、体现教学改革成果的基础上编写而成。

本教材是口腔医学技术专业的专业核心教材，通过学习本教材，为从事全口义齿制作岗位奠定理论知识和实践技能基础。本门教材的主要内容包括无牙颌的应用解剖、印模制取、颌位关系记录和转移、全口义齿制作和试戴以及其他种类的全口义齿等内容。

在编写过程中，对所有的编写者广泛征求了对已经出版发行的同类教材的意见，在坚持教材思想性和科学性的基础上，强调教材的适用性和先进性。根据口腔医学技术专业的特点和口腔医学技术专业学生的学情，以基本理论和基本知识"必需、够用"为基础，予以适当的扩展，强化了对基本技能的培养，并且适当反映了行业的新进展。本教材主要有以下几个特点：第一，为了方便教学，本教材每章均设有"学习目标"；还添加了案例讨论、知识链接，对本章知识进行扩展；添加了考点提示，对重点考点进行提炼；章节末设有本章小结，对本章的重要知识进行归纳；有习题，测试学习效果。第二，在对必要的知识点进行重点阐述的同时，介绍了一些与行业发展有关的新知识、新技术和新成果。第三，本书以全口义齿制作工艺为编写主线，围绕各工艺技术环节进行编写。第四，本教材主要面向口腔医学技术专业学生，编写内容的重点放在全口义齿的制作，保留了必需的临床内容。第五，以中国医药科技出版社的医药大学堂为依托，建设为书网融合教材，纸质教材有机融合电子教材，教学配套资源（包括PPT、微课、视频、图片等），题库系统，数字化教学服务（在线教学、在线作业、在线考试），方便学生进行线上线下混合式学习，拓展了教与学的边界。

本教材主要为三年制高职高专口腔医学技术专业的学生使用，也可供从事口腔医学技术工作的专业人员和口腔医务工作者参考。

本书第一章"绪论"由蒋尚飞老师编写，第二章"全口义齿制作相关的基础知识"由刘洪老师编写，第三章"全口义齿印模制取"由杜林娜老师编写，第四章"颌位关系记录"由张彪老师编写，第五章"颌位关系的转移"由尹晓斌老师编写，第六章"排牙与平衡𬌗的调整"由乔婷老师编写，第七章"蜡型的试戴与塑形"由邵建民老师编写，第八章"全口义齿完成"由石娟老师编写，第九章"全口义齿的初戴"由吴非老师编写，第十章"其他种类全口义齿"由杜鹃老师编写，第十一章"实训指导"由徐晶心、周曼莉老师编写。

在此，感谢参编单位的大力支持与通力合作，对使用本教材并提出宝贵意见以及为教材编写提供帮助的院校与同仁亦表示衷心的感谢。

由于本轮教材的编写时间较为紧张，缺乏可供借鉴的经验，编写过程中受到编者自身的水平局限，本书难免会存在疏漏之处，还恳请各位同道与读者提出批评指正意见，以利再版时进行修正。

刘　洪

2019 年 10 月

目 录

Contents

第一章

绪　论

扫码"学一学"

扫码"看一看"

学习目标

1. **掌握**　牙列缺失的概念；全口义齿概念；全口义齿工艺技术的定义。
2. **熟悉**　全口义齿诊疗工作流程；口腔技师在全口义齿修复中的工作任务。
3. **了解**　全口义齿的发展史。

　　牙列缺失是指患者口腔内天然牙完全缺失，此时又称为无牙颌。我国无牙颌患者占口腔缺牙患者的比例约为 20%，其中绝大多数为老年人，随着我国人均寿命不断增长，人口老龄化程度不断增加，这一比例还将逐年增加。

　　全口义齿是指为无牙颌患者制作的口腔修复体。由于无牙颌患者牙列缺失，患者骨组织、颞下颌关节和口腔颌面部软组织也发生相应变化，咬合功能丧失。全口义齿修复的主要目的是重建无牙颌患者的咬合，部分恢复患者的咀嚼功能，并且尽可能恢复患者的面容。全口义齿工艺技术是研究全口义齿的制作工艺流程、制作所需要的材料和器械设备以及相关理论的一门科学。因此，全口义齿工艺技术是一门交叉学科，涉及口腔解剖生理学、口腔病理学、口腔医学美学、口腔生物力学、𬌗学、口腔材料学等多门学科。

考点提示　全口义齿的概念。

　　全口义齿制作需要口腔医生和技师密切配合方能完成。其主要诊疗、制作流程为接诊、采集病史、进行必要的口腔检查、取印模、灌注模型、记录颌位关系、转移颌位关系上𬌗架、排牙和平衡𬌗调整、试戴、基托修整和牙龈雕刻、包埋、冲蜡、充填树脂、热处理、打磨抛光和初戴等流程。其中，口腔技师需要完成灌注模型、制作个别托盘、转移颌位关系、排牙和平衡𬌗调整、基托修整和牙龈雕刻、包埋、冲蜡、充填树脂、热处理、打磨抛光等工艺流程。

　　通常全口义齿主要由基托和人工牙两个组成部分。最早的全口义齿制作可以追溯到日本的江户时代，彼时人们使用木材如黄杨木、梅木或者黑柿木等雕刻制作基托和人工牙，也有人采用拔除的牙齿、象牙、动物的骨骼或者寿山石制作前牙。美国第一任总统华盛顿的全口义齿由金属与河马的牙齿制作而成，但是由于条件所限，当时制作的全口义齿仅能部分恢复患者的容貌，而无法恢复患者的咀嚼功能，为了解决固位力的问题，制作者不得不在两侧上下颌义齿后部基托间安装了弹簧。1843 年，美国人 Goodyear 发明了弹性橡胶的制作方法，也就是橡胶硫化技术。很快这项技术被应用到全口义齿的基托制作当中，大大降低了全口义齿制作的工艺难度、制作成本和制作时间，并且和木质基托相比，硫化橡胶基托坚固耐用、重量轻、固位力更好。史料记载我国最早的全口义齿在清朝同治年间完成，就是采用了硫化橡胶作为基托。进入 20 世纪，随着高分子材料的应用，义齿基托材料得到了进一步的发展。其中聚甲基丙烯酸甲酯被认为是集美观、重量和功能于一体的基托材料，得到了广泛的应用。近年来各种添加剂的研发，克服了单一的聚甲基丙烯酸甲酯的缺点，使得基托材料的强度、色泽、弹性等各方面的性能更加理想。最初的全口义齿的人工牙多数是采用动物的牙齿镶嵌在木质的基托上，上下颌牙齿也没有咬合关系，仅具有装饰功能。现代人工牙的雏形出现于 19 世纪初期，采用瓷牙制作，上下颌牙齿之间有了比较完善的咬合功能。随后采用合成树脂的人工牙也逐渐出现，并且随着技术的不断发展，树脂牙一些缺点比如容易变色、易于磨损、强度低等缺点逐渐被解决，得到了越来越广泛的应用。随着全口义齿的相关理论不断发展，人工牙形态和咬合也日趋合理，种类不断增加，如适用于舌侧集中𬌗、线性𬌗的人工牙也被制造出来。与全口义齿制作理论同步发展的，还有𬌗架。19 世纪初，𬌗架发明，最初的𬌗架仅能模拟开闭口运动，随后，平均值𬌗架、半可调𬌗架也被发明并广泛使用。20 世纪初，瑞士口腔学者 Gisy 开发出了包括面弓、哥特式弓在内的𬌗架，称为现代𬌗架的基础。

我国的近代牙医学起源于 20 世纪初期，1907 年，加拿大牙医博士 Lindsay 在成都开设了中国近代第一个口腔诊所，同时招收了邓真明和刘忠儒两名中国人学习口腔修复工艺学，并且在 1913 年开设口腔技师班。1917 年 Lindsay 创办了华西协和大学牙医学科，并且亲自教授全口义齿学。新中国成立后，在党和国家的关心下，我国的口腔医学得到了快速的发展，特别是到了 20 世纪 90 年代，孙廉教授提出了全口义齿的选磨原则、冯海兰教授进行了无牙颌的基础研究、吕培军教授提出了计算机排牙技术等。

📋 知识拓展

数字化印模技术是指将口腔内软硬组织的三维形态进行复制并且采用数字化方式进行储存和后期设计加工的一种印模技术。和传统的印模技术相比，数字化印模技术有形变率较低、效率高、不磨损、存储传输方便等优点。目前的数字化印模技术分为直接法和间接法。直接法是将数字化扫描设备深入患者口腔中进行扫描，其方式有接触式机械扫描、激光扫描和结构光扫描等；间接法则是扫描石膏模型或者印模获得数据。

进入 21 世纪，随着材料技术的不断进步，检查手段不断丰富，医生对无牙颌患者的诊断更准确，治疗计划更合理，印模制取更加精确，全可调的𬌗架能够更好地模仿口腔的生理学运动，实现更适合患者口腔情况的排牙，各种新型设计人工牙使得全口义齿的排列更加科学。同时，对全口义齿研究不断深入，比如"中性区"的理论与应用、牙槽突增宽或增高成形术、种植全颌义齿、计算机辅助设计与计算机辅助制作（Computer Aided Design / Computer Aided Manufacturing, CAD/CAM）技术、数字化模技术的广泛使用等都使全口义齿修复进入了一个更加广阔的领域。

因为全口义齿制作要重新建立患者的咬合关系，涉及无牙颌的解剖、下颌运动、咬合关系等多方面的理论，同时还涉及高度精密的𬌗架、形态各异、功能不同的人工牙，因此全口义齿制作对制作人员的理论和实践能力都提出了较高的要求，学生在开始学习这门课程时会感到困难重重。为了能够更好地学好这门课程，学生首先要对已经学习过的牙体形态解剖、颞下颌关节的解剖与运动、咬合关系、𬌗曲线、颌位关系等口腔解剖和生理学方面的知识再次进行回顾，对上述知识要做到熟练掌握，同时还要熟练掌握石膏、基托蜡、人工牙等材料的性能和使用方法有关的材料学知识。其次，在进行本门课程学习的时候，要做到不仅要记忆、理解所学习的有关知识和理论，还要在实训过程中进一步强化对所学理论的理解和运用。以𬌗架为例，为了掌握𬌗架的各个部分的组成以及功能，在进行实训课程学习时，使用工具将𬌗架进行拆解和组装，通过这种方式能够很好地让学生理解𬌗架的组成和使用方法。第三，采取多种方式提高实践操作能力。人工牙的排列和平衡𬌗的调整是本门课程实训操作的重点，也是难点，为了做好该项实训操作，除了勤学苦练、认真学习观摩带教老师的示教之外，学生还要加强三维空间想象力的训练，教材提供的示意图是二维图片，但是人工牙的排列和正确的𬌗曲线的形成则需要把人工牙排列在正确的三维空间位置上，学生需要将二维的平面图像合理地转换成三维的空间位置。此外，还要注重多学科融会贯通，要将口腔解剖生理学、口腔材料学、口腔医学美学等多门学科加以融汇贯通。一副优良的全口义齿的完成是医师和技师等人员共同努力、协调工作的结果，每一个治疗环节都需要默契的配合、高度的责任心以及严格的质量意识，只有这样才能达到医患双方都满意的修复效果。

本 章 小 结

全口义齿是一种特为无牙颌患者制作的口腔修复体，其修复流程复杂、制作工艺要求高，对初学者来说较难掌握，只有全面掌握相关的理论和实践技能才能制作出一副精良的全口义齿。

习 题

思考题

如何学好全口义齿修复工艺技术这门课程？

扫码"练一练"

（蒋尚飞）

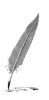

第二章

与全口义齿制作相关的基础知识

学习目标 ∙∙∙∙∙

1. **掌握** 无牙颌的解剖标志及临床意义；平衡𬌗的概念、分类、五因素及其相互关系。
2. **熟悉** 全口义齿固位原理、义齿结构和相邻组织的关系；影响全口义齿固位和稳定的因素；无牙颌分区。
3. **了解** 义齿间隙和中性区的概念。
4. 具备关爱患者的意识。

 案例讨论 ∙∙∙∙∙∙

【案例】

患者，女，68 岁，牙列缺失 5 年，现予以行全口义齿修复，修复完成后 1 周诉上唇部疼痛。查体：上唇系带处充血明显，中间有白色溃疡，触诊疼痛。

【讨论】

1. 诊断和诊断依据是什么？
2. 治疗措施是什么？

扫码"学一学"

第一节 无牙颌的应用解剖与无牙颌分区

上下颌牙列不仅能通过咬合接触行使咀嚼功能，还具有支撑口腔颌面部软组织、维持面部美观的功能，同时还具备辅助发音的功能，还是口腔前庭和口腔本部的分界。因为牙列缺失和牙槽骨的吸收，无牙颌患者的口腔颌面部解剖形态较有牙颌人群发生明显改变。

扫码"看一看"

一、无牙颌应用解剖

（一）牙槽嵴

上颌骨和下颌骨均有牙槽突，牙槽突在每个牙根相应的部位形成牙槽窝。每个牙齿的牙根通过牙周膜悬吊在牙槽窝中。牙列缺失以后，牙槽突逐渐吸收变平、骨改建形成牙槽嵴（图 2-1）。牙槽嵴表面覆盖高度角化复层鳞状上皮，上皮下方黏膜下层具有一定的弹性，和骨膜紧密相连，难于分离，又称为黏骨膜，牙槽嵴的解剖结构表明牙槽嵴能够承受一定的咀嚼压力。

4

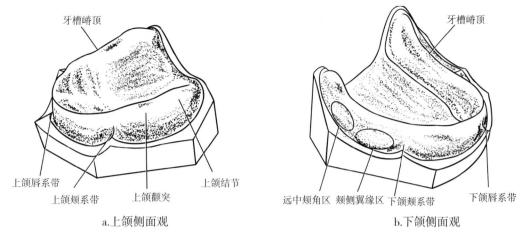

牙槽嵴顶　　　　　　　　　　　牙槽嵴顶

上颌唇系带　　上颌结节　　　远中颊角区　颊侧翼缘区　下颌颊系带　下颌唇系带
上颌颊系带　上颌颧突　　　　　　　　　下颌颊系带

a.上颌侧面观　　　　　　　　　　b.下颌侧面观

图 2-1　无牙颌牙槽嵴和口腔前庭解剖标志

（二）口腔前庭

1. **唇系带**　上下颌口腔前庭中线处各有 1 条唇系带（图 2-1）。唇系带是扇形或者线形黏膜皱襞，是口轮匝肌在颌骨上的附着部，上唇系带较下唇系带更加明显。唇系带位于口腔的中央，在有牙颌中，唇系带通常位于两个中切牙近中邻接点的延长线上，因此上下唇系带可以作为全口义齿制作时设计中线的参考。上下唇系带随着唇部的运动而运动，运动范围较大，全口义齿基托在上下唇系带处要形成合适的切迹，以免因为唇系带的运动导致义齿的脱位或者在局部形成溃疡。

2. **颊系带**　位于上下颌前磨牙根部的黏膜上，形态为扇形，较唇系带宽而扁，单侧颊系带数量不恒定，1~2 个不等（图 2-1）。颊系带黏膜下方为提口角肌在牙槽嵴附丽处，颊系带也具有一定的活动度，但活动范围小于唇系带，全口义齿在该处也要形成合适的切迹，避免因为口腔运动影响义齿固位或者形成局部溃疡。左右两侧颊系带之间的口腔前庭称为前弓区，一侧颊系带之后的的口腔前庭称为后弓区。位于前弓区的义齿基托应尽可能伸展以便获得更好的固位。

3. **颧突**　颧突位于上颌第一磨牙颊根处的骨性凸起，左右各一（图 2-1a）。其表面覆盖黏膜较薄，不能承受较大的压力，易形成支点导致义齿翘动、压痛甚至溃疡，因此，对应颧突的基托组织面应适当磨除形成缓冲。

考点提示　上颌结节在义齿制作中的作用。

4. **上颌结节**　上颌结节位于上颌牙槽嵴的远端，是圆形骨性凸起，深层有颊肌附着，表面覆盖的黏膜较薄（图 2-1a）。上颌结节与颊黏膜之间形成颊间隙，上颌结节的颊侧有倒凹，如果倒凹较明显会影响义齿的就位，要对义齿一侧上颌结节对应的基托组织面做适当的磨除以消除倒凹，在另一侧使用旋转就位法进行就位，并利用另一侧上颌结节的倒凹加强义齿固位。

5. **颊侧翼缘区**　位于下颌后弓区，在颊系带和咬肌下段前缘之间。该处的牙槽嵴因为吸收而变得平坦，此时的颊侧翼缘区又称为颊棚区（图 2-1b）。颊棚区因为比较平坦，与受到的咬合力方向垂直，能够承受较大的咀嚼压力，义齿基托在此处要尽可能进行伸展，增强义齿的固位和稳定。

5

6. 远中颊角区 位于下颌后弓区咬肌相对应处，在颊侧翼缘区的后方（图 2-1b）。因为受到咬肌运动的干扰，义齿基托在此处伸展不宜过度，否则咬肌运动会导致该处义齿基托上升，破坏边缘封闭而脱位。

（三）口腔本部

考点提示 ▶ 磨牙后垫在排牙中的指导作用。

口腔本部位于上下颌牙槽嵴的舌侧，上界为腭顶，下界为口底。口腔本部是食物从口腔进入食管的通路，也是舌体活动的主要空间。口腔本部的主要解剖标志如下。

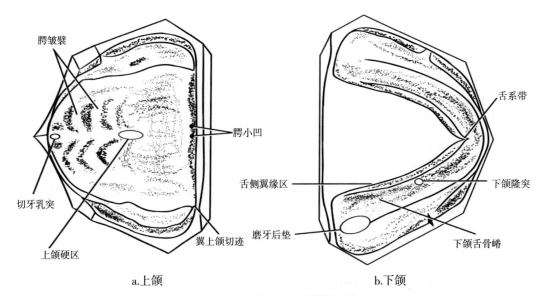

a.上颌　　　　　　　　　　　　b.下颌

图 2-2　无牙颌口腔本部解剖标志

1. 切牙乳突 切牙乳突位于上颌中切牙的腭侧、腭中缝的前段，呈梨形或者卵圆形隆起，是切牙孔的表面标志，位置相对恒定（图 2-2a）。切牙乳突下方为鼻腭神经和血管，受压迫后会产生疼痛，因此需要在相应的义齿组织面进行缓冲。切牙乳突的位置相对恒定，对排列上颌前牙具有 3 点意义：①两个上颌中切牙的交界处应该以切牙乳突为基准；②上颌中切牙的唇面应该位于切牙乳突中点前方的 8~10mm 处；③上颌两侧尖牙牙尖顶的连线应该通过切牙乳突中点前后 1mm 处，对于上颌骨质吸收比较明显的患者，上颌尖牙牙尖顶连线应该通过切牙乳突后缘（图 2-3）。

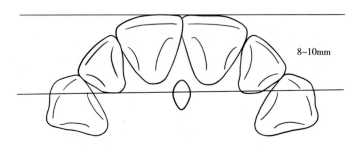

8~10mm

图 2-3　切牙乳突在排牙中的指导作用

2. 腭皱襞 位于上颌硬腭前部、腭中缝的两侧，是不规则的波浪形软组织凸起，具有辅助发音的功能（图 2-2a）。在义齿相应位置的磨光面上要恢复腭皱襞的形态辅助发音。

3. **上颌硬区**　位于上腭中部的前份，骨组织呈嵴状隆起，表面覆盖的黏膜较薄，全口义齿如果在此处不做缓冲，易于形成支点，导致义齿翘动、产生局部疼痛和义齿折裂（图 2-2a）。

4. **腭穹隆**　呈拱形，前 2/3 为硬腭，硬腭的前 1/3 均覆盖有高度角化复层鳞状上皮，能承受较大的咬合压力，后 2/3 有较多的脂肪和腺体，中部为上颌硬区，仅覆盖较薄一层黏膜；后 1/3 为软腭。腭穹隆的形态分为高拱形、平坦形以及介乎二者之间的中间形，其中以高拱形产生的固位力最佳（图 2-4）。

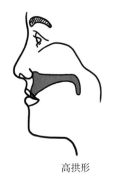 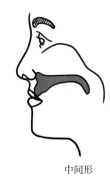 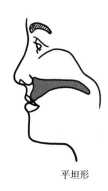

高拱形　　　　　　　　　　中间形　　　　　　　　　　平坦形

图 2-4　腭穹隆与后堤区的关系

5. **颤动线**　位于硬腭和软腭交界处，分为前颤动线和后颤动线，前颤动线在硬腭和软腭的交界处，后颤动线在软腭腱膜和软腭肌交界处（图 2-5），当患者发出"啊"的声音时，在前颤动线和后颤动线之间会发生轻微的颤动现象，也称为"啊"线。义齿基托在前后颤动线之间可以略有凸起形成后堤区，对前后颤动线之间施加适当的压力，起到边缘封闭的作用。后堤区可以分为三类：第一类腭穹隆较高，软腭向下方明显弯曲，后堤区较窄，对固位不利；第三类和第一类相反，腭穹隆较平坦，后堤区较宽，对固位较为有利；第二类介于第一类和第三类之间。

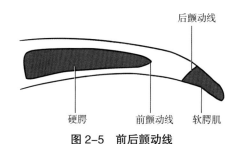

图 2-5　前后颤动线

6. **腭小凹**　位于上腭中缝后部的两侧，硬腭和软腭交界处的略后方，是口内小黏液腺开口，左右各一（图 2-2a）。腭小凹是上颌基托后缘的标志，通常上颌基托后缘应该盖过腭小凹后方约 2mm。

7. **翼上颌切迹**　在上颌结节的后方的软组织凹陷，是蝶骨翼突和上颌结节后缘之间的骨间隙，表面有黏膜覆盖，是口腔前庭和口腔本部在口腔后部的交界，也是全口义齿上颌基托两侧后缘的标志（图 2-2a）。

8. **舌系带**　位于下颌舌侧中部，为扇形的黏膜皱襞，连接口底和舌腹部，随舌体的活动而改变位置，因而活动度较大（图 2-2b）。义齿的舌侧基托在舌系带处要形成合适的切迹，避免因为舌系带活动导致义齿脱位或者因为摩擦导致系带溃疡和疼痛。

9. **舌下腺**　位于舌系带的左右两侧，在下颌骨的舌下腺窝内（2-2b）。舌下腺可以随着口底运动上升或者下降，该区域义齿基托不宜过度伸展，否则口底运动会把下颌基托推起导致边缘封闭被破坏而脱位。

10.下颌隆突 位于下颌前磨牙牙根部舌侧的骨性隆起，形态不一（图 2-2b）。表面覆盖的黏膜较薄，易产生压痛，因而相应的义齿组织面需要做缓冲。较大的下颌隆突下方有明显的倒凹，导致义齿就位困难，必要时要行外科手术铲除后再行全口义齿修复。

11.下颌舌骨嵴 是下颌骨舌侧后方的骨性隆起，从对应第三磨牙处斜向前磨牙处（图 2-2b），表面黏膜较薄，受压后容易产生压痛，其下方有倒凹，相应的义齿组织面应该做缓冲。

12.舌侧翼缘区 是下颌舌侧与义齿基托相接触的所有部位（图 2-2b），从前向后的解剖标志有舌系带、舌下腺、下颌舌骨肌、腭舌肌、翼内肌和咽上缩肌。

13.磨牙后垫 是位于下颌最后一个磨牙牙槽嵴远端的黏膜软垫（图 2-2b），一般为圆形、卵圆形或者梨形，主要由疏松结缔组织构成，内有黏液腺，覆盖在磨牙后三角上。磨牙后垫位置稳定，对于排牙具有以下 3 点指导意义：①下颌义齿基托后缘最好覆盖磨牙后垫全部，起到边缘封闭的作用；②从垂直向看，下颌𬌗平面应该和磨牙后垫 1/2 等高（图 2-6a）；③从前后向看，磨牙后垫的颊、舌面边缘下颌尖牙的近中面形成三角形，下颌后牙舌尖位于该三角形内（图 2-6b）。

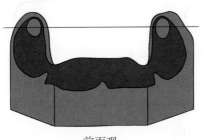

a. 前面观   b. 𬌗面观

图 2-6 磨牙后垫应用解剖

二、无牙颌分区

无牙颌各个区域的组织构成不同，有些部位如牙槽嵴顶为高度角化复层鳞状上皮，能够承受较大咀嚼压力；有些部位如下颌隆突表面黏膜较薄，受压力后易疼痛、产生创伤性溃疡。因此，要充分利用解剖生理特征，使患者在戴用了全口义齿之后获得足够的固位和稳定，能够更好发挥咀嚼功能，减少组织创伤，同时还形成促进组织健康的生理刺激。

根据无牙颌的组织结构和全口义齿之间的关系，将无牙颌分为主承托区、副承托区、边缘封闭区和缓冲区。

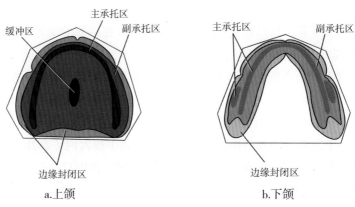

a. 上颌   b. 下颌

图 2-7 无牙颌分区

（一）主承托区

主承托区主要包括了牙槽嵴顶、部分腭穹隆、颊棚区。该区组织的共同特点是骨组织上被覆了高度角化的复层鳞状上皮，上皮下方有致密的黏膜下层，能够承受较大的咀嚼压力而不至于对组织造成创伤（图2-7）。主承托区应和义齿组织面紧密贴合。

（二）副承托区

位于上下颌牙槽嵴顶的唇颊、舌腭侧，和主承托区之间没有明显的界限，副承托区通过口腔前庭黏膜反折线和唇颊部组织相邻（图2-7）。副承托区组织表面多为单层鳞状上皮，上皮下方为疏松的黏膜下层、脂肪和腺体，因而不能承受较大的压力，只能协助主承托区承担咀嚼压力。副承托区也应该和义齿的组织面紧密贴合。

考点提示 ▶ 边缘封闭区的范围。

（三）边缘封闭区

是和义齿的边缘接触的软组织部分，主要包括黏膜皱襞、系带附着部、上颌后堤区和下颌磨牙后垫（图2-7）。该区域的组织成分为疏松结缔组织，不能承受咬合压力。边缘封闭区的组织特点使其能够很好地与义齿边缘相贴合，阻止空气进入组织和基托之间的间隙，维持了基托组织面和磨光面之间的大气压力差，从而保证义齿更好固位。上颌前后颤动线在进行发音或者咀嚼活动时，有较大的活动度，导致边缘封闭效果变差。后堤区利用人为制作的凸起对该处组织施加适当的压力，保证边缘封闭的效果，因此后堤区也属于边缘封闭区。

（四）缓冲区

缓冲区主要包括颧突，上颌结节，切牙乳突，上颌隆突，下颌隆突，下颌舌骨嵴以及牙槽嵴上的骨尖、骨棱等（图2-7），这些缓冲区组织的共同特点是表面覆盖的黏膜很薄，在承受压力后会产生红肿、疼痛乃至创伤性溃疡。因而要将上述缓冲区对应的义齿组织面进行缓冲处理。

第二节　牙列缺失后组织改变

牙列缺失会导致患者的面容发生改变、咀嚼功能降低、发音功能障碍，属于潜在的病理状态。随着时间的推移，牙列缺失会导致口腔骨组织、口腔黏膜、颞下颌关节、咀嚼肌和神经系统发生改变，并且导致患者的社交障碍和心理创伤。

一、骨组织

牙列能对口腔骨组织产生生理性刺激，从而使骨组织的骨质形成和骨质吸收在相当长的一段时间内保持相对稳定的状态。当牙列缺失以后，这种生理性刺激也随之消失，骨质形成和骨质吸收的平衡被打破，牙槽突逐渐吸收改建，形成了连续的牙槽嵴。

牙列缺失以后，牙槽嵴不断进行吸收。影响牙槽嵴的吸收速度主要和缺失牙的原因、时间及骨质致密程度有关。如果牙列缺失是由于牙周病所导致，那么牙槽嵴吸收往往在牙列缺失后不久就很显著；如果是因为龋坏或者根尖周病导致的失牙，局部的牙槽嵴吸收程度

扫码"学一学"

往往和病程持续时间、拔牙的难易程度有所不同；拔牙后又做牙槽嵴修整术者牙槽嵴萎缩程度更加迅速。牙槽嵴随着牙齿缺失的时间延长而逐渐变缓慢，通常在牙缺失后前 3 个月最快，大约 6 个月后吸收速率显著下降，拔牙后 2 年吸收速度趋于稳定。此后终生稳定在每年约 0.5mm 的水平，因此进行全口义齿修复的最佳时间是拔牙后 3 个月左右。

牙槽嵴吸收多少与方向与骨质致密程度有关，骨质越致密，吸收越缓慢。上颌骨外侧骨板较内侧骨板疏松，而下颌骨内侧骨板较外侧骨板疏松。因此，上颌牙槽嵴吸收的方向呈向上、向内，下颌牙槽嵴吸收方呈向下、向外。牙槽嵴吸收的结果是上颌牙槽嵴外形逐渐缩小，由于牙槽嵴的高度不断萎缩，以致切牙乳突与牙槽嵴顶的距离逐渐接近甚至与之平齐，腭穹隆的高度也相应变浅变平。下颌牙的吸收方向是向前和向外，与上颌骨相反，牙槽嵴吸收的结果是下牙牙弓逐渐相对上颌牙弓变大，上下颌骨间的关系亦失去协调，表现出下颌前突、下颌角变大、髁突在关节窝的位置变化、下颌关节骨质吸收、颞下颌关节功能紊乱。由于失去了牙列的支撑，颌间距离变短，面下 1/3 距离也随之变短，颏孔、外斜嵴及下颌隆突与牙槽嵴顶的距离变小，甚至与牙槽嵴顶平齐，牙槽嵴变窄。通常上下颌前牙区吸收速率快，而后牙区、腭穹隆、上颌结节、下颌磨牙后垫等处吸收速度较慢。

 考点提示 牙列缺失后上下颌牙槽嵴的吸收方向。

牙槽嵴吸收的影响因素有如下几点：①患者全身健康状态和骨质代谢状况。全身健康状况差、营养不良、骨质疏松患者牙槽嵴吸收的速度更快。②修复义齿与否及修复效果好坏。长期未进行全口义齿修复者，上下颌牙槽嵴没有足够的功能刺激，其牙槽嵴萎缩程度较义齿修复者更严重，而局部颌骨受力过大者牙槽嵴吸收也快，如上颌牙弓的义齿承托面积约较下颌牙弓承托面积更大，下颌剩余牙槽嵴受压更明显，其平均吸收速率比上颌高 3~4 倍。③如果全口义齿长期使用而不及时更换以适应牙槽嵴的持续吸收，则在行使功能时处于不稳定状态，导致局部压力集中从而加快剩余牙槽嵴吸收。

🔓 知识拓展

牙槽骨的组成与生物学特性

牙槽骨的结构和身体其他部位的骨骼一样，由细胞和矿化的基质构成，其中细胞的种类有骨髓基质干细胞、骨细胞、成骨细胞、破骨细胞等。基质中无机成分占 60%，主要由羟基磷灰石组成；有机成分主要是Ⅰ型胶原蛋白，还有非胶原蛋白以及糖蛋白等。牙槽骨形成是由成骨细胞分泌Ⅰ型胶原蛋白构成骨骼的框架结构，在碱性磷酸酶的作用下，羟基磷灰石沉淀于框架中间。牙槽骨是高度可塑性组织，具有受压被吸收、受牵拉增生的特性。天然牙列中，咬合力作用于牙齿，由于牙周膜的悬吊结构，将咬合力转为对牙槽窝的牵拉力，牙齿拔除或者脱落后，牙周膜也随之消失，咬合力作用于牙槽嵴上就成为直接的压力导致牙槽嵴吸收。

二、软组织

牙槽嵴随着时间推移不断吸收，其高度也不断降低，与之关联的软组织的位置也发生了相应的变化，如唇系带、颊系带、舌系带到牙槽嵴顶的距离变短，甚至与牙槽嵴顶平齐，上下颌前庭沟的深度变浅甚至消失，口腔前庭和口腔本部的界限消失。天然牙列还对口腔唇颊部软组织提供了有力的支持，衬托出唇颊部丰满的形态。当牙列缺失后，唇颊部失去了牙列的支持向内凹陷，导致唇部丰满度降低，面部皱纹增加，鼻唇沟和颏唇沟明显加深，口角塌陷，面下 1/3 变短，呈现衰老面容。天然牙列的另外一个功能是限制舌体。牙列缺失后，舌体失去限制，体积增大，如果不及时进行全口义齿修复，不仅会导致舌体形态和功能的异常，还会导致舌与内陷的颊部组织相接触，还会导致味觉的异常、口干等。此外，由于长期缺牙，肌肉的张力平衡被破坏，肌肉失去了正常的张力，黏膜变薄变平，失去正常的湿润和光泽。

三、颞下颌关节

无牙颌患者因为牙列缺失，导致牙尖交错位也随之消失，长期没有进行全口义齿修复的患者下颌前伸运动更加显著，导致颞下颌关节骨组织进行改建，关节结节变平，前伸髁道斜度变小，髁状突在关节窝内的位置发生后移，可能会导致患者发生耳鸣、关节弹响、疼痛、开闭口运动轨迹异常等颞下颌关节紊乱综合征的表现。

第三节　全口义齿结构以及固位与稳定

扫码"学一学"

全口义齿主要由两个部分组成：基托和人工牙。义齿基托吸附在上下颌骨上，为全口义齿提供了足够的固位力；基托表面的特殊形态和人工牙的合理排列，为全口义齿提供了足够的稳定性。

一、全口义齿结构

全口义齿主要由人工牙和基托组合而成，被放置于无牙颌患者口腔义齿间隙发挥咀嚼、美观和发音的功能。其表面结构有组织面、磨光面和咬合面。

（一）义齿间隙

是无牙颌患者口腔中容纳义齿的潜在空间（图 2-8）。该间隙是天然牙列以及周围组织所占据的空间，也是唇颊部肌肉和舌部肌肉张力平衡的空间，因此也称为中性区。无牙颌患者口腔软硬组织均发生明显的变化，义齿间隙也会随之发生相应的变化，这就要求医技人员通过调整基托的范围、厚度、人工牙排列的位置使得全口义齿位于义齿间隙当中，不仅要恢复患者基本面容，还不能因为唇颊部和舌部肌肉的活动影响义齿的固位。

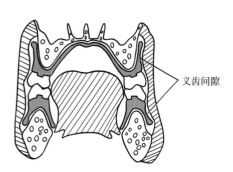

义齿间隙

图 2-8　义齿间隙

（二）义齿表面

1. 组织面 是义齿基托和口腔上下颌黏膜组织接触的面（图 2-9）。组织面的制作要求是和口腔黏膜组织密切贴合，与口腔黏膜组织形成负压和吸附力，为全口义齿在口腔中提供固位力，同时在缓冲区对应的基托组织面予以适当磨除形成缓冲，避免产生义齿翘动、压痛或者创伤性溃疡。

2. 咬合面 是上下颌人工牙咬合接触的面（图 2-9）。患者在进行咀嚼运动时，咀嚼力产生的咬合力通过人工牙的咬合面均匀的传递到基托

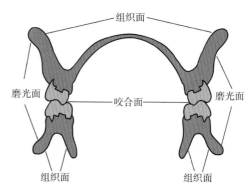

图 2-9 义齿表面

组织面接触的口腔主承托区和副承托区上，使得义齿获得良好的固位。上下颌人工牙在正中咬合要形成广泛而紧密的尖窝咬合接触，在前伸运动和侧方运动要形成前伸平衡𬌗和侧方平衡𬌗，使得全口义齿在前伸运动和侧方运动时也能保持稳定不会因为翘动而导致边缘封闭被破坏、义齿脱位。

3. 磨光面 是义齿与唇颊部、舌黏膜接触的面（图 2-9）。为了保持唇颊舌部的舒适感，磨光面应该高度抛光，磨光面还需要形成合适的凹面能够让唇颊舌部组织对磨光面从颊舌两方面形成夹持力，提高全口义齿的固定性和稳定性。

二、全口义齿的固位及其影响因素

全口义齿固位是指全口义齿抵抗从口内垂直脱位的能力。如果全口义齿的固位欠佳，就会在患者进行张口活动时脱位。全口义齿固位力主要由大气压力、吸附力和表面张力构成。

（一）大气压力

大气压力是全口义齿固位力的主要组成来源。当义齿戴入后，义齿组织面和所覆盖的口腔组织之间的空气和唾液在咬合力作用下被挤出，形成负压，同时基托边缘和边缘封闭区的软组织始终保持紧密接触，形成良好的边缘封闭，阻止空气再次进入到义齿基托和口腔组织之间的间隙，形成了大气负压，从而使义齿获得良好的固位力。义齿脱位，首先是要破坏边缘封闭，消除基托和组织之间的负压。因此，制作合适的基托边缘，形成良好的边缘封闭是获得义齿固位力的关键。此外，大气压力的大小和基托的面积有关，通常上颌义齿的基托面积远大于下颌义齿，上颌义齿的的固位力也明显好于下颌义齿。

（二）吸附力

吸附力是两种物理分子之间的相互吸引力。吸附力又可以分为附着力和黏着力。附着力是指不同分子之间的相互吸引力；黏着力是指相同分子之间的吸引力。全口义齿基托组织面和黏膜之间有一薄层唾液，基托组织面与唾液之间、唾液和口腔黏膜之间产生了附着力，唾液分子之间产生黏着力。影响吸附力大小的因素有基托面的大小、密合程度、唾液的质和量。基托面积越大，与口腔黏膜的密合度越好，吸附力就越强；如果唾液的黏稠度高、流动性小，吸附力越强，反之，唾液黏稠度低、流动性大，吸附力就越小；唾液分泌量小，口腔干燥，则会导致吸附力下降。

（三）表面张力

义齿基托组织面和口腔黏膜之间有一层薄的唾液，当外力使义齿脱位时，需要将这层唾液分为两层，这就需要克服唾液的表面张力。唾液的表面张力的大小取决于唾液的厚度、黏度，唾液层越薄，表面张力越大，唾液越黏稠，表面张力也越大。此外，表面张力还和基托的面积有关，基托面积越大，表面张力也越大。

（四）影响全口义齿固位力的因素

全口义齿固位力的大小，主要和以下因素有关。

1. 颌骨解剖形态 颌骨的解剖形态和基托面积直接相关，颌弓宽大、牙槽嵴高而宽、腭穹隆高而深、系带附着距离牙槽嵴顶远，基托面积较大，则义齿固位力较好；如果颌弓窄小、牙槽嵴低平、腭穹隆平坦、系带附着距离牙槽嵴顶较近的，基托面积较小，则义齿固位力较差。

2. 口腔黏膜性质 口腔黏膜有一定的厚度、弹性和韧性，基托和黏膜贴合更加紧密，边缘封闭也更好，义齿固位力更好；如果黏膜厚度较薄、弹性和韧性较差、基托和黏膜贴合度较差，边缘封闭也较差，义齿固位力不足，同时也容易产生压痛。位于唇颊舌沟处的黏膜含有疏松的黏膜下层组织，义齿边缘更容易获得边缘封闭，也能增强义齿的固位。

3. 基托边缘 基托边缘的伸展范围、厚度和形态也对义齿的固位起到非常关键的作用。因此，在对基托边缘周围组织不造成干扰的情况下，应该尽可能地伸展以便获得更好的边缘封闭作用，增加义齿固位。对于上颌义齿，基托边缘应该伸展到唇颊沟内，在唇颊系带等义齿基托应该形成切迹，在上颌结节颊侧，义齿基托应该伸展到颊间隙处，基托的后缘硬软腭交界处的软腭上终止，并且通过形成后堤区加强义齿后缘的边缘封闭作用，两侧的后缘应该伸展到翼上颌切迹。对于下颌义齿，唇颊侧边缘应该伸展到唇颊沟内，舌侧边缘应该伸展到口底。在唇颊舌侧系带处的基托边缘应该形成合适的切迹，基托后缘最好盖过磨牙后垫的全部，义齿基托边缘应该圆钝，与黏膜皱襞紧密接触来加强边缘封闭。

4. 唾液的质量 唾液的黏稠度高、流动性小有助于义齿的固位；反之，唾液的黏稠度低、流动性则不利于义齿的固位。唾液的量过多或者过少，都不利于义齿的固位，如帕金森病患者因为共济失调，吞咽功能差，口内唾液量多，下颌义齿固位较差；而干燥综合征的患者唾液量极少，义齿固位也较差。

知识拓展

上下颌义齿固位力差异

通常上颌全口义齿的固位力明显好于下颌，导致下颌固位力较差的原因有：上颌基托的面积明显大于下颌基托；舌体的活动能导致舌系带和口底的上下运动幅度增加，舌后缩时，舌下黏膜的封闭容易遭到破坏，导致下颌义齿固位变差；下颌义齿基托的面积较小，形态呈马蹄形，导致下颌义齿获得大气压力变小；进行张闭口运动主要是下颌完成，在进行下颌张闭口运动中，下颌的唇颊黏膜皱襞的移动量明显高于上颌，更容易破坏下颌义齿的边缘封闭，也导致下颌义齿固位变差。

三、全口义齿的稳定及其影响因素

全口义齿的稳定是全口义齿在进行功能活动时受到水平向力或者侧向力时也不发生移位或者翘动而脱位。全口义齿的固位良好，并不意味着在行使功能活动时也不会脱落。要做到全口义齿的稳定性良好，就必须使义齿周围的组织能够抵抗水平向力。义齿发生不稳定主要是因为人工牙的位置、磨光面的形态与义齿周围的肌肉运动不协调，产生了水平向分力导致。因此，义齿要有良好的稳定性，就需要在人工牙的排列、咬合关系、磨光面的形态上注意，要与唇、颊、舌肌的功能运动协调。

（一）正确的咬合关系

天然牙列在进行正中咬合时，上下颌牙列形成尖窝锁结的关系，此时牙尖接触面积最大，上下颌骨之间形成能重复的牙尖交错位。全口义齿在戴入无牙颌患者的口腔中时，要求上下颌牙列形成尖窝锁结的关系，使得牙尖接触面积达到最大。但是如果颌位记录不正确，导致患者在咬合时上下颌牙齿不能形成广泛的接触，反而导致早接触，在这种情况下，会导致义齿发生翘动使边缘封闭破坏，义齿脱位。

（二）人工牙排列合理

天然牙列通常位于唇颊肌和舌肌作用力的平衡区域。因此，人工牙的排列在中性区取得唇颊肌和舌肌作用力的平衡，如果人工牙的排列偏颊侧或者偏舌侧，就会因为受力不平衡而导致义齿不稳定。对于因为牙列缺失而导致舌体增大的患者，需要将人工牙的位置向颊侧进行适当的调整，避免因为舌体运动导致义齿脱位。人工牙的排列需要形成合适的补偿曲线、横𬌗曲线，形成前伸和侧方平衡𬌗，正中咬合紧密接触，才能有利于义齿的稳定。如果有早接触，或者没有达到平衡𬌗，就有可能使下颌在进行前伸运动或者侧方运动的过程中发生翘动导致义齿脱位。

（三）合适的磨光面形态

义齿在口腔中的位置应该处于中性区。在行使功能的过程中，为了减少肌肉和组织运动对义齿稳定带来的不利影响，应该制作合适的磨光面的形态。磨光面的形态应该制作成合适的凹面，这样唇颊部肌肉和舌肌作用在磨光面上能够形成夹持力，有助于义齿的固位；如果把磨光面的外形制作成凸面，那么唇颊部肌肉和舌肌在进行运动时就会受到凸面的影响产生脱位力。

义齿的固位和稳定是相互作用的。良好的固位能够弥补稳定方面的欠缺，而由于解剖条件不足导致的固位力差则需要通过对磨光面、咬合面进行良好的设计来进行弥补。良好的固位和稳定是义齿修复成功的基本要素。

第四节　全口义齿平衡𬌗

平衡𬌗是实现全口义齿稳定的重要因素。全口义齿的平衡𬌗是指全口义齿在正中𬌗、前伸𬌗、侧方𬌗运动时，上下颌相应的牙齿都能同时保持接触的咬合关系。如在前伸𬌗或者侧方𬌗时，上下颌牙列都能保持至少三点的接触，保持义齿稳定不至脱落。全口义齿要形成良好的平衡𬌗，需要在排列人工牙时，将人工牙排列形成合适的咬合曲线，或者形成合适的覆𬌗覆盖来实现。

扫码"学一学"

平衡𬌗是全口义齿的咬合形式与天然牙列的咬合形式的主要区别。天然牙列通过牙根和牙周膜固定在牙槽窝中，固位力强，在进行前伸运动时，上下颌前牙保持接触，后牙没有咬合接触；侧方运动时，工作侧牙齿保持接触，非工作侧牙齿没有咬合接触。全口义齿通过基托吸附在上下颌骨上，如果在进行前伸运动或者侧方运动时没有达到平衡𬌗，咬合力通过一侧咬合接触的牙齿产生杠杆作用，导致没有咬合接触的一侧义齿基托发生翘动而脱位。因此，平衡𬌗是实现全口义齿稳定的一个必要条件。

一、平衡𬌗的类型

（一）正中𬌗平衡

正中𬌗平衡是指在正中𬌗位时，上下颌人工牙双侧后牙达到尖窝交错，具备最广泛的咬合接触，而前牙没有接触（图 2-10）。

（二）前伸𬌗平衡

前伸𬌗平衡是指下颌从正中𬌗位向前运动到前牙切缘相对、再回到正中𬌗位时，双侧的上下颌后牙保持接触关系（图 2-11）。根据上下颌后牙接触点数目多少分为三点接触𬌗平衡、多点接触𬌗平衡、完全接触𬌗平衡。

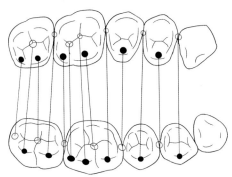

图 2-10 正中𬌗平衡后牙咬合接触点

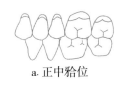

a. 正中𬌗位

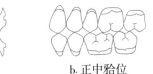

b. 正中𬌗位

图 2-11 前伸𬌗平衡

1.三点接触𬌗平衡 是指从正中𬌗位向前运动到前牙切缘相对时，前牙切缘相接触并且两侧磨牙各有一个牙尖保持接触。

2.多点接触𬌗平衡 是指从正中𬌗位向前运动到前牙切缘相对时，前牙切缘相接触并且两侧磨牙有多个牙尖保持接触。

3.完全接触𬌗平衡 是指从正中𬌗位向前运动到前牙切缘相对时，前牙切缘相接触并且每个后牙都有牙尖保持接触。

（三）侧方𬌗平衡

侧方𬌗平衡是指下颌从正中𬌗位侧方运动到工作侧相对、再回到正中𬌗位时，工作侧的上下颌后牙同名牙尖保持接触关系，非工作侧上颌舌尖和下颌颊尖保持接触（图 2-12）。

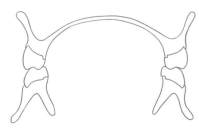

a. 正中𬌗位

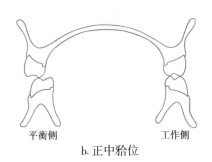

平衡侧　　　　　　　　工作侧

b. 正中𬌗位

图 2-12 侧方𬌗平衡

15

二、平衡殆理论

Gysi 在 1908 年提出了同心圆关系学说，认为髁道、切道、牙尖工作斜面均为同心圆上的一段截弧，就能达到平衡殆，并且根据该理论设计相应的殆架。根据该理论，达到平衡殆的牙齿，下颌在前伸和侧方滑动过程中，髁导、切导、牙尖工作斜面的法线相交于一点，髁突、前牙切缘、后牙牙尖工作斜面均以这一点进行同一圆心运动。

（一）影响平衡殆的因素

1. 髁导斜度 是髁槽与水平面的交角，使用前伸殆关系将髁道斜度转移到殆架上。

2. 切导斜度 是切导盘和水平面的交角。

3. 补偿曲线曲度 曲度是半径的倒数。补偿曲线是上颌尖牙牙尖和前磨牙、磨牙的颊尖连成的曲线。

4. 牙尖斜度或者牙尖高度 下颌做前伸运动时，下颌后牙颊尖的近中斜面和上颌后牙颊尖的远中斜面向接触，这个牙尖斜面与牙尖底的交角称为牙尖斜度。从牙尖顶到牙尖底的垂直距离称为牙尖高度。

5. 定位平面斜度 从上颌中切牙近中切角到两侧上颌第二磨牙颊尖顶的连线形成的平面称为定位平面。定位平面和眶耳平面形成的角度称为定位平面斜度。

（二）五因素之间的关系

根据同心圆学说，髁导斜度和切导斜度互为反变关系；补偿曲线曲度、牙尖斜度、定位平面斜度互为反变关系；髁导斜度与补偿曲线曲度、牙尖斜度、定位平面斜度互为正变关系；切导斜度与补偿曲线曲度、牙尖斜度、定位平面斜度互为正变关系。可以用如下公式表示五因素之间的关系：

$$髁导斜度 + 切导斜度 = 补偿曲线曲度 + 牙尖斜度 + 定位平面斜度$$

对于无牙颌患者来说，在进行颌位记录并且转移到殆架之后，髁导斜度已经确定，如果该患者牙槽嵴丰满，能够选用牙尖斜度较大的人工牙，要达到平衡殆，则形成的补偿曲线曲度要较小，排牙时，上颌尖牙牙尖和前磨牙、磨牙的颊尖连成的曲线要较平坦才容易达到平衡殆；反之，如果该患者口腔解剖条件欠佳，牙槽嵴吸收明显，选用的人工牙牙尖斜度较小，为了达到前伸平衡殆，其补偿曲线曲度要较大，排牙时，上颌尖牙牙尖和前磨牙、磨牙的颊尖连成的曲线要较明显。

还可以对五因素进行简化，引入牙尖工作斜面斜度的概念，牙尖工作斜面斜度是指上颌后牙牙尖的远中斜面或者下颌后牙牙尖的近中斜面与殆平面的所形成的角度。牙尖工作斜面斜度和牙尖斜度不同的是，对于一副既定的人工牙，牙尖斜度不能改变，但是牙尖工作斜面斜度可以在排牙时通过改变牙体长轴向近、远中的倾斜度来改变。牙尖工作斜面斜度与切导斜度、髁导斜度成正比。用公式表达如下：

$$髁导斜度 + 切导斜度 = 牙尖工作斜面斜度$$

当患者进行前伸运动时，下颌牙齿向前向下运动。其中，向前方运动的距离由翼外肌的收缩范围决定，向前下方运动的角度主要由前牙的切道斜度和颞下颌关节的髁道斜度来决定。因此，切道和髁道也被称为"末端控制因素"。在颌位关系转移到殆架以后，切道和髁道分别对应为切导和髁导。髁导斜度主要由关节结节的斜度来决定，可以认为是不可变量；而切导斜度则是在义齿制作过程中加以调节。

　　如果切导斜度和髁导斜度相同，为了在前伸运动保持𬌗平衡，后牙的工作斜面斜度也应该和切导斜度、髁导斜度保持一致。但是在临床中，通常切导斜度和髁导斜度并不能保持一致，通常切导斜度小于髁导斜度，为了在这种情况下实现前伸平衡𬌗，则需要将后牙的牙尖工作斜面斜度进行相应的改变，越靠近切导的人工牙，牙尖工作斜面斜度越接近切导，而越靠近髁导的人工牙，其牙尖工作斜面斜度越接近髁导，这时就需要倾斜牙体长轴来改变牙尖工作斜面斜度。

本 章 小 结

　　无牙颌的解剖标志以及在全口义齿制作中的应用、无牙颌的分区、全口义齿的结构是全口义齿制作的重要基础知识；牙列缺失导致了牙槽嵴吸收，面部软组织和颞下颌关节形态结构发生改变，影响了患者的咀嚼、发音和美观。良好的固位和稳定以及平衡𬌗是全口义齿修复的关键因素，也是修复成功的保证。

习 题

扫码"学一学"

一、单项选择题

1. 颊系带位于（　　　）

A. 上颌尖牙牙根处　　　　　　　　　B. 上颌前磨牙牙根处

C. 上颌磨牙牙根处　　　　　　　　　D. 上颌侧切牙牙根处

2. 颧突是（　　　）

A. 相当于上颌第一磨牙牙根处的骨性突起

B. 相当于上颌第二磨牙牙根处的骨性突起

C. 相当于上颌第一前磨牙牙根处的骨性突起

D. 相当于上颌第二前磨牙牙根处的骨性突起

3. 颊棚区属于（　　　）

A. 边缘封闭区　　　　　　　　　　　B. 副承托区

C. 缓冲区　　　　　　　　　　　　　D. 主承托区

4. 排列上颌中切牙时，上颌中切牙的唇面应该在切牙乳突中点前方（　　　）

A. 2~4mm　　　B. 4~6mm　　　C. 6~8mm　　　D. 8~10mm

5. 上颌硬区属于（　　　）

A. 主承托区　　　B. 副承托区　　　C. 缓冲区　　　D. 边缘封闭区

6. 腭小凹的数目为（　　　）

A. 1个　　　　　B. 2个　　　　　C. 3个　　　　　D. 4个

7. 后堤区位于（　　　）

A. 前颤动线之前　　　　　　　　　　B. 前后颤动线之间

C. 后颤动线　　　　　　　　　　　　D. 软腭

8. 下颌隆突位于（　　　）

A. 下颌磨牙颊侧　　　　　　　　　　B. 下颌磨牙舌侧

C. 下颌前磨牙颊侧　　　　　　　　　D. 下颌前磨牙舌侧

9. 上颌牙槽嵴吸收方向是（　　）

A. 上、后　　　　　　　B. 上、前　　　　　　　C. 下、后　　　　　　D. 下、前

10. 下列不属于义齿表面的是（　　）

A. 组织面　　　　　　　B. 咬合面　　　　　　　C. 磨光面　　　　　　D. 主承托区

11. 下列不属于全口义齿固位力的是（　　）

A. 万有引力　　　　　　B. 大气压力　　　　　　C. 吸附力　　　　　　D. 表面张力

12. 下列哪些因素对固位不利（　　）

A. 颌弓宽大　　　　　　　　　　　　B. 牙槽嵴低平

C. 腭穹隆高而深　　　　　　　　　　D. 基托面积大

13. 基托边缘在哪些部位不应该伸展（　　）

A. 颊间隙　　　　　　　B. 系带　　　　　　　　C. 翼上颌切迹　　　D. 口底

14. 下列对义齿稳定不利的因素有（　　）

A. 良好咬合关系　　　　　　　　　　B. 平衡𬌗

C. 理想磨光面形态　　　　　　　　　D. 颌位记录不准确

15. 下列说法正确的是（　　）

A. 切导斜度增加，补偿曲线曲度减少　　B. 髁导斜度减少，补偿曲线曲度增加

C. 补偿曲线曲度增加，牙尖斜度增加　　D. 髁导斜度增加，补偿曲线曲度增加

16. 髁导斜度增加则（　　）

A. 补偿曲线曲度增加　　　　　　　　B. 切导斜度增加

C. 定位平面斜度减少　　　　　　　　D. 牙尖高度减少

17. 牙尖斜度增加，则（　　）

A. 补偿曲线曲度增加　　　　　　　　B. 切导斜度增加

C. 定位平面斜度增加　　　　　　　　D. 髁导斜度减少

18. 定位平面斜度增加，则（　　）

A. 补偿曲线曲度减少　　　　　　　　B. 切导斜度减少

C. 牙尖斜度增加　　　　　　　　　　D. 髁导斜度减少

19. 切导斜度减少，则（　　）

A. 补偿曲线曲度增加　　　　　　　　B. 定位平面斜度减少

C. 牙尖斜度增加　　　　　　　　　　D. 髁导斜度减少

20. 补偿曲线曲度增加，则（　　）

A. 切导斜度增加　　　　　　　　　　B. 定位平面斜度增加

C. 牙尖斜度增加　　　　　　　　　　D. 髁导斜度减少

21. 下列对全口义齿固位有利的有（　　）

A. 口腔黏膜厚度适宜　　　　　　　　B. 基托边缘伸展影响颊部肌肉活动

C. 唾液黏稠度低　　　　　　　　　　D. 唾液分泌量少

二、思考题

1. 下颌磨牙后垫的位置以及在全口义齿排牙中的指导作用有哪些？

（刘　洪）

第三章

全口义齿印模制取

学习目标

1.**掌握** 个别托盘的制作方法；模型灌注的方法与要求；上颌后堤区制作方法；殆托的制作要求。

2.**熟悉** 二次印模法的操作流程。

3.**了解** 制取无牙颌印模前的准备。

4.能够制作出合格的个别托盘及殆托。

5.具有关心爱护患者，根据患者具体情况作出相应处理的能力。

案例讨论

【案例】

患者，女，72岁。因全口牙列缺失，要求全口义齿修复。检查：全口牙列缺失，牙槽嵴吸收为扁平状。

【讨论】

为提高全口义齿固位力，应采取哪些方法制取全口义齿印模？

第一节 印模制取

无牙颌印模是使用可塑性印模材料取得无牙上、下颌牙槽嵴和周围软硬组织形态的印模。印模应能准确地反映出患者口腔内软硬组织的形态和活动范围。准确的印模是全口义齿制作成功的关键因素，印模不准确，不仅影响全口义齿的固位，还会导致牙槽嵴压痛等，严重影响全口义齿的质量。

一、无牙颌印模的要求

（一）适度的伸展范围

无牙颌印模的边缘应充分伸展，与功能活动时的唇、颊侧黏膜皱襞相贴合，并让开系带。印模边缘应圆钝且有一定的厚度。上颌后缘两侧要盖过上颌结节、翼上颌切迹，后缘的伸展至腭小凹后2mm处；下颌后缘盖过磨牙后垫，舌侧下缘越过下颌舌骨嵴，舌侧后缘伸展到下颌舌骨后窝。

扫码"学一学"

扫码"看一看"

（二）采用选择性压力印模

将个别托盘对应于主承托区的地方缓冲少许，而对应于非承托区的地方缓冲较多，然后将盛有弹性印模材料的个别托盘引入口中就位并适当按压，结果主承托区直接承担和分散了较大的压力，而其他区只有很小的压力，义齿在承受咀嚼压力时，基托选择性分配压力于口腔组织，更有利于义齿的固位和稳定。

（三）边缘修整

要制取功能性印模，通过对印模托盘边缘附近组织的主动或被动修整，将功能状态下，上下颌前庭沟的轮廓、长度和宽度复制在印模边缘上。

（四）保持稳定的位置

载有印模材料的托盘在口内适当按压就位后，应保持稳定的位置和适当的压力，直到印模材料完全凝固为止。

考点提示 ▶ 无牙颌印模的要求。

二、制取无牙颌印模前准备工作

（一）调整患者椅位

患者椅位应保持直立状态，下颌牙槽嵴与地面平行，头部有足够支撑，使患者感到舒适放松。

（二）无牙颌托盘的选择

根据患者的颌弓形状，牙槽嵴的宽度、高度及腭盖高度来选择托盘。托盘宽度应比牙槽嵴宽 2~3mm，周围边缘高度应离开黏膜皱襞 2mm，唇、颊系带处应呈切迹。上颌托盘需盖过两侧翼上颌切迹，后缘应超过颤动线 3~4mm。下颌托盘后缘须盖过磨牙后垫。选用的成品托盘如边缘不合适，可根据口腔具体情况，适当加以调改。若托盘边缘延伸不足，可用蜡片或印模膏重新塑形边缘；若托盘边缘过度延伸，可适当磨改修短边缘。

考点提示 ▶ 无牙颌托盘的选择要求。

三、二次印模法操作流程

印模的常用方法有一次印模法和二次印模法。

一次印模法是用合适的成品托盘及弹性印膜材料一次完成工作印膜的方法。这种方法简单、快速，但一般没有完全合适的托盘，且同时要作唇、颊、舌的肌功能整塑，印模质量难以得到保证。

二次印模法，由初印模和终印模组成，是在患者口内制取两次印模后完成工作印模的方法。此种方法虽然操作复杂，但容易掌握，所取的印模比较准确，在临床应用普遍。下面介绍二次印模法的操作流程。

（一）制取初印模

初印模通常使用成品托盘和弹性印模材料，在口内按压所获得的无牙颌印模。

1. 制取下颌印模

（1）取模过程 医生站于患者右前方，左手食指或口镜牵拉下唇和左侧口角，右手拿稳托盘旋转就位，托盘手柄应位于正中，两手示指放在托盘两侧相当于前磨牙部位，拇指固定于下颌骨下缘，轻压托盘使之就位，并嘱患者抬起舌头并左右活动。牵拉患者唇、颊部并做肌功能修整。医师站在患者右前方，左手示指拉开患者口角，让患者小张口并抬舌，放正托盘，同时让患者抬舌并左右活动，医师用右手固定托盘，左手示指和拇指向前内方向牵拉右颊部，并拉动下唇向上内，然后换手同法修整左侧。

（2）检查下颌初印模 检查下颌初印模是否包含如下标志：牙槽嵴、颊棚区、唇颊沟、磨牙后垫、下颌舌骨嵴、下颌舌骨后窝、舌侧翼缘区、唇系带、颊系带、舌系带等。

（3）常见问题及原因 托盘前部舌侧印模膏过多：原因是多余的印模材料流入口底，限制了舌的活动。舌侧翼缘后区伸展不足：原因是舌未抬起到托盘舌翼的上方，导致印模材料不能流进舌侧翼缘后区，或印模材料不足。唇侧前庭沟处延伸不足：原因是托盘就位时患者未小张口或未向前牵拉下唇，造成下唇紧张。

2. 制取上颌印模

（1）取模过程 医生站于患者右后方，左手绕过患者头部，食指或口镜牵拉左侧口角，右手拿稳托盘旋转进入口内，手柄位于正中，向上后方按压，使托盘后缘、翼上颌切迹的位置先就位，托盘前部后就位。以右手中指和示指在口内稳定托盘，左手向下前内方向牵拉颊部肌肉做肌功能修整。以同样的方法换右手修整印模右侧边缘。以完成印模左侧的肌功能修整。以同样的方法换右手修整印模右侧边缘。唇侧区印模边缘的修整方法是，医师用两手中指稳定托盘后，拇指和示指向下内方向牵拉上唇数次即可。待印模材硬固后，先使上颌后缘脱位，旋转取出印模。

（2）检查初印模 初印模上应显示如下标志：牙槽嵴、切牙乳突、腭皱、上颌结节、唇颊沟、翼上颌切迹、唇系带、颊系带、腭小凹等。

（3）常见问题及原因 腭部印模不完整：原因是印模材料不足，或托盘还未完全就位印模材料就失去流动性。上颌结节区印模不足：原因是托盘按压时张口过大，喙突成为上颌结节区的阻碍物，或印模前托盘中的印模材料按压不当。唇侧前庭沟处印模不足：原因是按压托盘时张口过大导致上唇紧张，或上唇向前上牵拉。

（二）制取初模型

1. 初印模的处理 流水冲洗印模上的唾液和黏蛋白，喷涂消毒剂。用小刀修整多余的印模材料。

2. 初模型灌注 采用一般灌注法制取初模型。先用清水冲洗印模，然后用气枪轻吹去印模上的水珠。按要求的水粉比例将模型材料调拌均匀，灌注于印模内。将印模置于振荡器上，将模型材料从印模的高点缓缓灌入，使模型材料充满印模的每个细微部位。等待模型材料初步结固后，把充满石膏的印模反转，放入已经堆好的石膏底座上并轻轻摇动，排除气泡。确保印模的底面与工作台平行，使石膏在翻转的托盘周围形成宽 4~5mm 的包绕，以便反映出唇颊黏膜移行皱襞处的外形。待石膏完全凝固后，脱离印模。

3. 初模型修整 用模型修整器修整模型，使模型边缘有 4~5mm 宽的围堤，模型厚度不小于 10mm。在下颌磨牙后垫、上颌切牙唇侧和腭皱襞的区域、移动性较大的软组织部位、尖锐突出的骨性部位等区域衬垫一层薄蜡进行局部缓冲。上颌结节、前庭区、舌侧翼缘区等部位易出现倒凹，应适当加蜡，消除倒凹。

4. 初模型画线 在初模型上用虚线画出基托最大伸展边缘线，然后再用实线画出个别托盘的范围，通常比基托最大伸展范围缩小 2mm，但上颌后缘向后延长 2~3mm，下颌个别托盘应包括磨牙后垫及下颌舌骨嵴。

上颌初模型及画线如图 3-1 所示，下颌初模型及画线如图 3-2 所示。

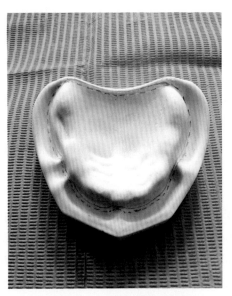

图 3-1　上颌初模型及画线

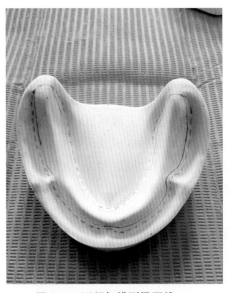

图 3-2　下颌初模型及画线

> **考点提示** ▶ 二次印模法的操作流程。

（三）制作个别托盘

1. 个别托盘的要求 理想的个别托盘应具备良好的稳定性、坚固性，在无牙颌基托覆盖区能正确延伸，边缘不影响前庭沟组织的封闭作用，容易修改等特征。通常用来制作个别托盘的材料有自凝树脂和光固化树脂。

2. 制作个别托盘的工艺流程

（1）制作自凝树脂个别托盘 在初模型上画出个别托盘边缘线后，在线内铺一层蜡片，然后将自凝树脂均匀涂布，厚约 2mm。待自凝树脂凝固后，将个别托盘取下打磨并抛光，使个别托盘边缘止于实线处，且边缘光滑圆钝。将做好的个别托盘放入口内，在唇颊舌活动时，合适的托盘应能保持稳定不动。

（2）制作光固化树脂个别托盘 在修整后的初模型上均匀涂布一层分离剂，将光固化树脂片按压在模型上，沿模型上所画实线去除多余材料，并在预安手柄处制备外形，放入光固化仪内固化。在托盘前牙正中区安放手柄，手柄的安放要垂直于牙槽嵴，不能对上下唇起支撑作用。在下颌第二前磨牙区安放指支托，以方便取印模时对黏膜施压均匀。

3. 个别托盘的边缘整塑 个别托盘边缘整塑的目的是利用边缘整塑材料在结固前具有良好可塑性的特点，对个别托盘的边缘形态、伸展范围进行比较准确的塑形，为终印模制取无牙颌唇、颊、舌侧边缘的功能形态提供合适的托盘。边缘整塑材料的高度一般为1~2mm。边缘整塑材料包括边缘整塑蜡、重体加成形硅橡胶和聚醚材料等。

（四）制取终印模

1. 个别托盘的准备　将边缘整塑材料在宽度和高度上均匀回切 1mm，为印模材料留出空间；在上颌托盘中央腭皱区制备圆形溢出孔。若下颌牙槽嵴顶有活动性强的软组织，也应在相应位置制备溢出孔。较厚的、活动性强的软组织相对的托盘内部均应该磨改留出间隙，防止取印模时软组织移位、变形。通常选择流动性好的印模材料，如聚硫轻体印模材料或轻体硅橡胶印模材料。

2. 制取上颌终印模　用纱布快速拭去牙槽嵴和上腭的唾液。旋转放入托盘，向上、向后完全就位托盘后部，牵拉起嘴唇使前庭沟处的空气排出。托盘的手柄和面中线在一条直线上。中指按压在上腭中央靠近腭腺的位置保持托盘的稳定。用另外一只手向下牵拉患者嘴唇，轻轻按压面部帮助边缘成形。嘱患者做撅起嘴唇和左右移动下颌的动作，重复做几次，直至印模材料结固。保持托盘稳定、不移动直至从口内取出。由于终印模与口腔组织密贴，边缘封闭好，吸附力大，故有时终印模取下困难，此时不可强行使印模脱位，可嘱患者发"啊"音，让空气从上颌后缘进入印模和黏膜之间，破坏负压；也可以从印模唇侧边缘滴水，破坏负压，使印模容易取下。

3. 制取下颌终印模　将模型材料置于下颌个别托盘，旋转放入口内，让患者小张口并轻轻抬起舌头，使全部托盘就位。牵拉唇部、颊部，排出前庭沟处的气体。进行肌功能修整：①轻轻按压唇、颊部；②嘱患者舌头轻压前牙区手柄；③嘱患者围绕医生手指做吮吸、噘嘴动作。待印模材料凝固后，取出终印模。

考点提示　▶ 个别托盘边缘线的范围。

 知识拓展

其他制作个别托盘的方法

1. 通过修整初印模制成个别托盘。此方法无须灌制初模型，只需将初印模的组织面均匀地刮除 1mm，消除组织面倒凹，周围边缘刮去 2mm 即可。

2. 用旧全口义齿作为个别托盘。将旧义齿戴入口中检查，要求基托边缘离开黏膜移行皱襞 1~2mm。若边缘过长应磨短，边缘短则可用蜡加长。组织面应消除倒凹，缓冲硬区部位基托组织面。

第二节　无牙颌模型的灌注和𬌗托制作

扫码"学一学"

一、无牙颌模型的灌注方法与要求

终模型是往终印模内灌注石膏或人造石形成的无牙颌阳模。

（一）终模型应具备的条件

终模型的清晰与完整度主要取决于终印模的质量，终印模应能充分反映出无牙颌组织面的细微纹路，印模边缘应能显露出肌功能修整的痕迹，并有一定厚度。在正常情况下，左右两侧同名牙区域应有等高、等厚的对称形态。模型最薄处厚度不应小于 10mm，模型边缘宽度以 3~5mm 为宜，模型后缘应在腭小凹之后不少于 2mm，下颌模型的磨牙后垫自前缘起不少于 10mm。

考点提示 无牙颌终模型的要求。

（二）终模型的灌注方法

终模型的灌注采用围模灌注法，其目的是将终印模精细的边缘形态反映在模型上，以便指导义齿基托边缘厚度及形态的制作。围模灌注法的优点是：模型质地致密、精度高、厚度适宜、外形整齐。

1. **上颌模型** 上颌沿印模边缘以下约 3mm 及后缘处粘着一宽约 5mm 的蜡条，后缘处的蜡条应粘在后颤动线的后方。沿蜡条外面绕一层蜡板，形成型盒，要求蜡板上缘至印模最高处的距离不少于 10mm。所有连接处用熔蜡封闭。将上颌印模置于振荡器上，将调好的石膏或人造石堆放少量于印模最高处，打开振荡器的开关，边震动边加模型材料，直至灌满为止。若无振荡器，可手持托盘震动代替。

2. **下颌模型** 下颌先用蜡板封闭下颌印模舌侧边缘间的空隙，但舌侧边缘仍应露出 3mm。余下的步骤与上颌相同，只是印模两侧后缘间的蜡条粘在用于封闭空隙的板或印模膏上。

二、模型修整与后堤区制作

（一）模型修整

模型修整的目的是使模型整齐、美观、利于义齿制作，便于观察和保存。模型修整通常利用模型修整机进行，首先应修整模型底面使其与牙槽平面平行，并且模型底座的厚度不小于 10mm。其次再修整模型的周边，使模型的后壁与底面及牙弓中线垂直，使两边的侧壁与前磨牙、磨牙颊尖的连线平行，后壁与侧壁所形成的夹角磨去一段形成后侧壁，并使其与原夹角的平分线垂直。然后，再修整模型的前壁，使上颌模型的前壁成等腰三角形，其顶角正对中线；下颌模型的前壁修成弧形，约与牙弓前部弓形一致；修去黏膜反折处的边缘，使下颌舌侧平展，有利于修复体制作。最后，用工作刀在工作模型底座修出三个 V 形刻槽，涂抹凡士林使之润滑。

（二）后堤区制作

上颌终模型后堤区的形成是为了使上颌全口义齿基托后份与黏膜贴合，形成良好的边缘封闭。其形成方法是：用铅笔将印在上颌终模型上的后堤区界线描画清楚，在颤动线处用雕刻刀刻一深为 1~1.5mm 的沟，沿此沟向前约 5mm 的范围内，轻轻刮去一层石膏，越向前刮得越少，使之与上腭的黏膜面移行，形成一凹陷的弓形后堤区（图 3-3）。

考点提示 上颌后堤区的制作方法。

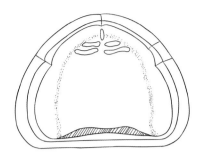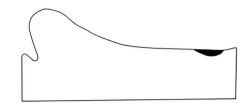

图 3-3 后堤区

三、𬌗托制作工艺流程

𬌗托由基托及𬌗堤组成。𬌗托主要用于记录与转移上、下颌的垂直和水平关系，也常用于指导人工前牙以及后牙的选择与排列。𬌗托与无牙颌应紧密贴合并有一定的固位能力，在颌位关系记录时不产生形变。

（一）暂基托的制作

常用的基托材料有基托蜡片、自凝树脂和光固化基托树脂。蜡片易变形，固位差，复位准确度不高。自凝塑脂和光固化基托树脂坚硬稳定且易于贴合，是暂基托宜选用的材料。

1. 蜡基托的制作 将两层蜡片烤软黏合在一起，轻按压蜡片使之与模型紧密贴合，去除多余部分，将弯制好的增力丝在酒精灯上稍微加热，埋入舌、腭侧基托中。

2. 自凝树脂基托的制作 首先将终模型上的倒凹区用蜡填除，以便基托取下时不损伤模型。调拌自凝树脂至黏丝期，沿基托边缘线均匀涂布在模型上，按压成型，厚度约 2mm，固化后取下基托，打磨备用。

3. 光固化树脂基托的制作 首先用蜡填除终模型的倒凹部位，将预成的光固化树脂基托片放置在模型上，按压使之紧密贴合，去除多余部分，光照使其固化，从模型上取下后将边缘磨光备用。

（二）上𬌗堤的制作

参考解剖标志，𬌗堤应尽量位于原天然牙的位置。将红蜡片烤软，折叠成厚 8~10mm，且与上颌弓长度一致的蜡条，按压到基托牙槽嵴顶区，与基托黏合在一起。趁蜡尚软时，放入口中，用𬌗平面规（图 3-4）轻轻按压其表面，形成𬌗平面。要求上𬌗堤前部在上唇下缘以下 2mm（老年人根据情况可适当减少），并与瞳孔连线平行，侧面观后牙区的𬌗平面与鼻翼耳屏连线平行（图 3-5）。𬌗堤的唇、颊侧要衬托出唇颊的丰满度。修整𬌗堤宽度，使前牙区宽约 6mm、后牙区宽 8~10mm，𬌗堤的唇侧面应位于切牙乳头中心前 8~10mm 处。𬌗堤后缘修整成斜坡状，在𬌗平面上相当后牙处，左右侧分别削出前后两条不平行的沟，沟深约 3mm，以便用作上下𬌗堤咬合时的标记。最后可在上𬌗托后缘的中央处粘着一个直径约 5mm 的蜡球。

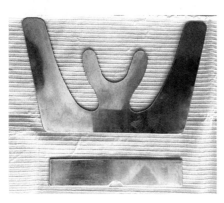

图 3-4　𬌗平面规

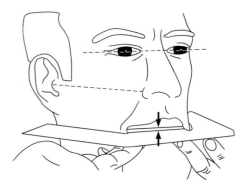

图 3-5　𬌗平面规放入口内后𬌗平面与瞳孔连线、鼻翼耳屏线的关系

（三）下𬌗托的制作

下颌暂基托及𬌗堤的基本制作方法同上颌。尽量将下颌𬌗堤放置于原天然牙所在的位置。下𬌗堤的高度约相当于磨牙后垫高度的 1/2。放入口内时，下𬌗堤的上缘与下唇上缘平齐。检查上、下𬌗堤的关系时，可将下𬌗堤表面用热的蜡刀烫软，放入口内，让患者慢慢咬"牙"，同时用右手拇指和食指扶住颏部并引导下颌后退，同时用另一只手拇指和食指固定下𬌗堤，咬合接触后，检查上下𬌗堤的协调性，是否达到均匀接触。最后根据垂直距离记录来确定下𬌗堤的高度。

> **考点提示**　𬌗堤的制作要求。

本 章 小 结

无牙颌患者的上下颌模型制取是全口义齿制作的基础，其准确性会影响全口义齿的质量。全口义齿的印模应采用二次印模法，用流动性好的印模材料进行边缘整塑，制取精确的终印模，用超硬石膏人造石灌注形成终模型，为全口义齿的制作提供精确的解剖与功能依据。为形成良好的边缘封闭，需在上颌模型进行后堤区修整。𬌗托主要用于记录与转移上、下颌的垂直和水平关系，也常用于指导人工前牙以及后牙的选择与排列。𬌗托应与无牙颌紧密贴合，有一定的固位力，并且在颌位关系记录时不产生形变。

习 题

扫码"练一练"

一、单项选择题

1. 关于无牙颌上颌印模的边缘伸展范围，说法错误的是（　　）

A. 上颌两侧后缘伸展到翼上颌切迹　　　　B. 边缘伸展到唇颊舌沟

C. 上颌后缘伸展到腭小凹处　　　　　　　D. 上颌后缘伸展与后颤动线一致

2. 下列选择无牙颌上颌托盘的要求，不正确的是（　　）

A. 托盘边缘应与唇颊沟等高　　　　　　　B. 托盘宽度应比上颌牙槽嵴宽 2~3mm

C. 后缘盖过后颤动线 3~4mm　　　　　　　D. 长度应盖过翼上颌切迹

3. 上颌全口义齿后堤区应位于（　　　　）

A. 前颤动线之前　　　　　　　　　　B. 腭小凹前 2mm

C. 腭小凹与翼上颌切迹连线上　　　　D. 前后颤动线之间

4. 关于全口义齿的基托范围，哪项说法是错误的（　　　　）

A. 唇颊侧止于黏膜反折线　　　　　　B. 舌侧让开舌系带

C. 颊侧让开颊系带　　　　　　　　　D. 下颌后缘止于磨牙后垫前缘

5. 关于取印模时肌功能整塑，错误的说法是（　　　　）

A. 为了使义齿有良好的边缘封闭　　　B. 取初印模时需做肌功能整塑

C. 取终印模时不需做肌功能整塑　　　D. 可由医师牵拉患者面颊部进行

6. 全口义齿取印模应该采用（　　　　）

A. 解剖式印模　　B. 功能性印模　　C. 加压式印模　　D. 减压式印模

7. 上颌中切牙的唇面通常位于切牙乳突中点前（　　　　）

A. 1~4mm　　　B. 5~7mm　　　C. 8~10mm　　　D. 11~15mm

8. 在石膏模型上制作后堤区时，最宽处的宽度为（　　　　）

A. 1mm　　　　B. 3mm　　　　C. 5mm　　　　D. 8mm

9. 后堤区的作用是（　　　　）

A. 基托后缘定位　　　　　　　　　　B. 边缘封闭作用

C. 支持作用　　　　　　　　　　　　D. 排牙标志

二、多项选择题

10. 无牙颌全口义齿修复印模的要求，正确的有（　　　　）

A. 印模边缘应圆钝

B. 下颌远中舌侧边缘向远中伸展到下颌舌骨后间隙

C. 上颌后缘与前颤动线一致

D. 下颌后缘盖过磨牙后垫

11. 全口义齿修复制作殆托的目的有（　　　　）

A. 便于排牙　　　　　　　　　　　　B. 确定垂直距离

C. 确定殆平面　　　　　　　　　　　D. 制作个别托盘

12. 全口义齿印模的要求，正确的有（　　　　）

A. 使组织均匀受压　　　　　　　　　B. 尽量扩大印模的面积

C. 制取功能性印模　　　　　　　　　D. 取印模时要保持稳定的位置

13. 二次印模法的优点有（　　　　）

A. 印模比较准确　　　　　　　　　　B. 印模边缘完整

C. 需要制作个别托盘　　　　　　　　D. 操作简单花时间少

14. 制作个别托盘的方法有（　　　　）

A. 用红膏制取初印模适当修整后制作个别托盘

B. 可在初印模型上用自凝塑料制作个别托盘

C. 可在初印模上用光固化膜制作个别托盘

D. 可用经修改的旧义齿制作个别托盘

15. 全口义齿模型（　　　）

A. 显露出肌功能修整的痕迹　　　　　　　B. 模型边缘宽度以 3~5mm 为宜

C. 模型最薄处不少于 5mm　　　　　　　　D. 模型后缘应在腭小凹之后不少于 10mm

16. 全口义齿𬌗平面位置（　　　）

A. 与瞳孔连线平行　　　　　　　　　　　B. 与鼻翼耳屏线平行

C. 在上唇下缘以下约 2mm　　　　　　　　D. 平分颌间距离

三、思考题

1. 描述无牙颌模型的要求。

2. 简述围模灌注的方法。

（杜林娜）

第四章

颌位关系记录

学习目标

1. **掌握** 无牙颌的颌位关系；全口义齿中颌位关系记录的常用方法。
2. **熟悉** 各种颌位之间的相互关系；颌位关系制作不当的影响。
3. **了解** 颌位关系记录的哥特式弓描记法和肌监测仪法。

案例讨论

【案例】

患者，男，牙列缺失 4 年一直未行全口义齿修复，口腔内生理环境较差，牙槽嵴吸收明显，颞下颌关节和咀嚼肌因咬合功能丧失而发生退行性改变。

【讨论】

1. 如何在患者口内获得一个较为适应、和谐的咬合关系？

2. 如何在此基础上制作出一个与患者口腔生理环境相协调的全口义齿？

颌位关系是指上下颌在空间上的相对关系，包括垂直颌位关系和水平颌位关系。垂直颌位关系指的是上下颌之间在垂直方向上的位置关系，通常用鼻底至颏底的面部下 1/3 的高度来表示。水平颌位关系指的是上下颌之间在水平方向上的位置关系。在上下颌进行咀嚼运动时，上颌的位置相对固定，下颌会在垂直方向和水平方向上进行灵活而有规律的运动，与上颌处于多种不同的相对位置关系。我们通常用三个基本颌位关系来确定稳定颌位。一是牙尖交错位，指的是当上下颌牙齿尖窝交错形成最广泛接触时的颌位。当上下颌处于正中颌位时，可以使上下颌保持一个相对稳定的垂直高度和水平位置关系，所以正中颌时的垂直距离又称作咬合垂直距离。二是正中关系位，指的是当下颌后退到最后，髁突处于颞下颌关节凹生理后位时的颌位。三是息止颌位，指的是当口腔不咀嚼、不吞咽、不说话时，下颌处于休息的静止状态，上下牙列自然分开，没有咬合接触时的颌位，此时的上下牙列间隙被称作息止颌间隙。通常我们取息止颌间隙的平均值为 2~3mm。因此息止颌位时的垂直距离比正中颌位的垂直距离高 2~3mm。当全口牙列缺失后，上下颌没有了牙齿的支持，靠颞下颌关节、肌肉和软组织连接，下颌相对上颌的位置不稳定。所以在制作全口义齿时，我们常常需要使用𬌗托来确定并记录垂直颌位关系和水平颌位关系，以便在适宜的垂直高度上，恢复相对稳定的水平颌位关系，重建患者的咬合关系。

颌位关系记录就是将无牙颌患者的颞下颌关节、咀嚼肌、上下颌骨等的生理位置关系，即正中关系位，记录下来并转移到模型及𬌗架上，以便进行排牙并最终制作出与患者颞下颌关节、咀嚼肌和上下颌骨相协调的全口义齿。若正中关系记录出现轻度错误，则在义齿上出现咬合不协调的状况；若正中关系记录出现严重错误，则义齿可能出现无法咬合的情况。颌位关系记录包括垂直颌位关系记录和水平颌位关系记录。

考点提示 ▶ 颌位关系记录的涵义。

扫码"学一学"

第一节　垂直颌位关系记录

垂直颌位关系记录，常用垂直距离来记录。临床上通过实践并取得稳定的垂直距离的方法常有：拔牙前记录法、面部外形观察法、面部比例等分法和息止颌位法。

一、垂直颌位关系记录方法

（一）拔牙前记录法

该方法是在患者尚有余留天然牙，且能够维持合适的正中颌位时所采用的常用方法，在牙齿拔除前记录其垂直距离，可作为全口修复时垂直距离的较好参考。

（二）面部外形观察法

利用𬌗托恢复患者的正中颌位垂直距离，让患者上下唇自然放松闭合，通过观察面部来确定垂直距离是否合适。此时患者应当口裂平直，上下唇厚度正常，口角不下垂，面部肌肉不紧绷不松弛，鼻唇沟和颏唇沟深度适宜，面部比例协调。

（三）面部比例等分法

通过研究，我们发现人的面部有一些大致的比例关系，其中垂直方向上有二等分法和三等分法（图4-1）。二等分法是指鼻底至颏底的距离（垂直距离）约等于眼角至口角的距离。三等分法是指额头发际至眉心点，眉心点至鼻底，以及鼻底至颏底这三段距离大致相等。临床上，通常使用二等分法，利用𬌗托让患者做正中咬合时观察面部协调，用眼角至口角的距离来确定垂直距离。

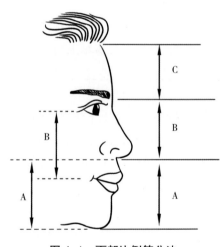

图4-1　面部比例等分法

（四）息止颌位法

利用息止颌位时的垂直距离减去息止颌间隙的方法。在天然牙列完好时，患者不咀嚼、不咬合、不说话时，下颌处于静止休息的状态，上下颌自然分开，无咬合接触，此时的颌位叫作息止颌位，而上下颌之间的间隙称为息止颌间隙，通常这个间隙平均值为2~3mm。因此，我们将息止颌位时鼻底至颏底的距离减去2~3mm作为垂直距离的数据。

二、垂直颌位关系制作不当的影响

垂直颌位关系制作不当主要指全口义齿的垂直距离恢复不当，表现为垂直距离过高和垂直距离过低，无论是过高还是过低，都会造成全口义齿的咀嚼功能及美观上的影响，甚至引起软组织和关节相关的问题发生。

1.垂直距离过高 表现为面下 1/3 距离恢复过大，上下唇不能自然闭合，颏唇沟变浅，颏部皮肤皱缩，面部肌肉紧张，咀嚼肌张力增大，容易出现疲劳感。患者使用这种全口义齿行使咀嚼和语言功能时，因息止颌间隙过小，常常有人工牙撞击声，义齿不稳定，容易脱位，咀嚼费力而使咀嚼功能下降，同时由于咀嚼压力增大使牙槽嵴容易出现因受压而加速吸收。

2.垂直距离过低 表现为面下 1/3 距离恢复过小，颌面部软组织肌肉松弛，口角下垂，鼻唇沟颏唇沟加深，表现出苍老面容，看上去像没有佩戴全口义齿，同时息止颌间隙偏大，肌肉张力减小，患者咀嚼功能低下。

考点提示 垂直颌位关系恢复不正确无牙颌患者造成的影响。

第二节 水平颌位关系记录

水平颌位关系记录，通常是指使用𬪋托同时嘱咐患者做下颌后退位咬合，以记录并确定患者的正中关系位。在取得合适的面下 1/3 垂直距离的同时，如何使下颌两侧髁突后退至生理后位处于两侧颞下颌关节凹的中央，成为取得正中关系位的关键。

一、水平颌位关系记录方法

经过多年的实践与总结，现在常用的水平颌位关系记录方法可以分为三类。

（一）哥特式弓描记法

由于正中关系位是患者咬合关系中的最后位置关系位，因此患者所有的其他咬合关系位都位于正中关系位的前方。使用哥特式弓描记法时，我们在上下𬪋托上分别安装描记针和描记板（图 4-2），嘱患者做模拟咬合运动，当上下颌做前后和左右方向上的各种咬合运动时，描记针会在描记板上描记水平面上的运动轨迹，获得一个"V"字型的图形（图 4-3），这个图形与欧洲哥特式建筑的尖型屋顶相似，因此被称为"哥特式弓"。哥特式弓描记出的轨迹尖端就代表正中关系，当指针处在尖端时下颌的位置即为正中关系位。此方法是唯一可以客观观察下颌后退程度的方法，使用了近一个世纪，亦分为口外描记法和口内描记法。

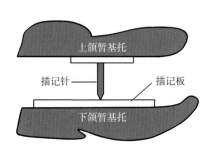

图 4-2 哥特式弓描记法

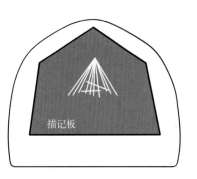

图 4-3 描记板

知识拓展

哥特式弓描记法的操作方法

取得合适的垂直距离后，在蜡堤制作的𬌗托上安放哥特式弓。在上𬌗托腭部放描记针并让针尖与𬌗平面平齐，将描记板安放在下𬌗托表面并与之平齐。将上下𬌗托放入患者口内，嘱患者做前后左右的咬合运动，尤其是注意让患者做出下颌后退时的咬合，取出𬌗托并观察描记板上的轨迹，以哥特式弓顶点为正中关系位，再放回口内并咬在正中关系位，然后拉开口角从颊侧加入颌间记录材料如印模石膏至描记板和描记针之间用于固定它们的位置以此稳定正中关系位的记录。

（二）直接咬合法

直接咬合法是指利用𬌗托或蜡堤和颌间记录材料，让患者使下颌后退并直接咬合在正中关系位上的方法。因为全口修复患者都是无牙颌，常常习惯于下颌前伸的咬合关系，所以我们使用一些辅助方法使他们能够获得一个正确的正中关系。通常我们使用的方法有以下几种。

1. **卷舌后舔法** 临床上常在𬌗托后缘中心位置粘接一个小蜡球，咬合时让患者舌尖向后上卷舔到小蜡球（图4-4）。由于舌头向后运动时下颌舌骨肌等口底肌肉的牵拉，使下颌后退至正中关系位。

2. **吞咽咬合法** 由于人在吞咽时的咬合通常处于正中颌位，所以临床上也常使用此法让患者边吞咽边咬合。

3. **后牙咬合法** 当患者咀嚼肌充分发挥作用，下颌后退至正中关系位，此时后牙尖窝充分接触，所以临床上可以嘱患者有意识地用后牙进行有效的咬合。

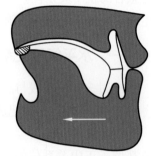

卷舌后舔法诱导下颌后退

图4-4 卷舌后舔法

4. **肌疲劳法** 嘱患者反复进行前伸咬合直至肌肉疲劳，此时再进行咬合时下颌可自然后退至正中关系位。

（三）肌监测仪法

肌监测仪可以释放一种微量的直流电脉冲，通过贴在面部皮肤上的表面电极来刺激三叉神经运动支，使患者的咀嚼肌有节律的收缩，可以消除肌肉的紧张和疲劳，使下颌处于一个较为自然的状态和位置。对于无牙颌的患者，利用肌监测仪的功能后，再使用直接咬合法，可以使下颌自然地后退至正中关系位。

二、水平颌位关系制作不当的影响

水平颌位关系制作不当，主要表现为正中关系出现偏差，患者戴入完成后的义齿后无法咬合或者咬合不协调，无法获得良好的咬合关系，无法恢复良好的咀嚼效能。如果水平颌位关系记录不当，偏差过大，出现严重错误，则可能使患者无法使用义齿。

本 章 小 结

　　无牙颌的颌位关系，包括垂直关系和水平关系，是全口义齿行使咀嚼功能的重要基础，对制作全口义齿具有重要指导意义。颌位关系记录的方法是在正确记录垂直颌位关系的基础上进行水平颌位关系的记录。两种颌位关系制作不当，都会对全口义齿的最终修复效果产生不同程度的影响。

习 题

扫码"练一练"

一、单项选择题

1. 垂直距离通常是指（　　　　）

A. 天然牙列呈正中颌位时面下 1/2 的距离

B. 牙列缺失后，以殆托恢复后的鼻底至颏底的距离

C. 无牙颌上下颌之间的距离

D. 颞下颌关节处于生理后位时上下颌之间的距离

E. 瞳孔连线至口裂的距离

2. 哥特式弓描记法是为了（　　　　）

A. 帮助患者下颌后退　　　　　　　B. 确定正中关系位

C. 确定垂直距离　　　　　　　　　D. 了解下颌运动情况

E. 重复测定的客观依据

3. 恢复适当的垂直距离的作用不包括（　　　　）

A. 避免下颌前伸　　　　　　　　　B. 面部比例协调

C. 肌张力正常　　　　　　　　　　D. 发挥最大咀嚼效能

E. 有益于颞下颌关节健康

4. 判断垂直距离恢复是否适当，下列说法错误的是（　　　　）

A. 患者戴入义齿后，是否不敢张口　　B. 面部比例是否自然协调

C. 鼻唇沟、颏唇沟深度是否合适　　　D. 说话时是否上下牙有撞击声

E. 面容是否苍老

5. 无牙颌患者下颌处于正中关系位时上下牙槽嵴顶之间的距离称为（　　　　）

A. 开口度　　　　　　　　　　　　B. 息止颌间隙

C. 垂直距离　　　　　　　　　　　D. 正中颌间隙

E. 覆殆

二、思考题

1. 全口义齿制作过程中有哪些常用的颌位关系记录方法？

（张　彪）

第五章

颌位关系的转移

学习目标

1. **掌握** 𬌗架的作用、种类，以及上简单𬌗架、平均值𬌗架的方法。

2. **熟悉** 半可调节𬌗架颌位关系的转移及髁导、切导斜度的确定；前伸髁道斜度、侧方髁道斜度的确定。

3. **了解** Hanau H_2 型𬌗架各部分的组成和作用；颌位关系的转移及半可调节𬌗架的上法。

𬌗架是模拟人体颞下颌关节用以固定上下𬌗托和模型以便在口腔外制作修复体的仪器。它具有与人体咀嚼器官相当的部件和关节，通过𬌗架可以在体外保持和固定上下颌模型的相对位置及距离，并在一定程度上模拟下颌运动及咀嚼运动，以便在口外制作符合口腔内环境、与口颌系统功能相协调的修复体；同时也可以在𬌗架上观察牙列及其周围组织的情况、观察下颌的功能运动，以协助临床治疗计划的制订及口颌系统功能的诊断。𬌗架的开发和研制是随着人们对下颌运动理论的理解和掌握程度而不断发展的。最初的𬌗架只具有简单的铰链运动，再现的只是单一的颌位。后来人们认识到𬌗架必须是一个能够模拟与人的下颌同样上下、前后、侧方运动的仪器，到目前为止，多个下颌位的𬌗架逐渐被开发，𬌗架所模拟的下颌运动也越来越精细。

第一节 𬌗架的种类

一、不可调节𬌗架

（一）简单𬌗架

此类𬌗架结构及操作简便，𬌗架由上下颌体架环和穿钉铰链轴组成（图5-1），因此仅能保持上下颌模型的位置，做简单的铰链运动。这类𬌗架仅能做开闭运动，且只能再现某一个颌位，如牙齿尖窝交错的最广泛接触位等，不能模拟前伸、侧方运动。因此，很难靠此类𬌗架调整义齿的𬌗面形态，使之适合于人体的下颌运动。此类𬌗架适用于制作个别牙的缺损、缺失的简单修复体的制作，全口义齿等复杂修复体的制作一般不采用此类𬌗架。

（二）平均值𬌗架

平均值𬌗架是具有固定的前伸髁导斜度、侧方髁导斜度、Balkwill 角及 Bonwill 三角等下颌运动诸要素平均值的𬌗架。其组成结构有上颌体、下颌体和侧柱（图5-2）。平均值𬌗

扫码"学一学"

扫码"看一看"

架能在一定程度上模拟开闭口、前伸、侧方运动。其功能局限性是髁导斜度、切导斜度、髁突间距为固定的平均值，不能利用面弓转移上𬌗架，即不能反映患者上颌与颞下颌关节的固有关系。𬌗架的种类不同、所赋予的平均值亦不相同。典型的代表类型有 Gysi Simplex 型𬌗架。此类𬌗架由 Gysi 于 1924 年研发，髁突间距 100mm，Bonwill 三角边长 100mm，Balkwill 角 22°，前伸髁导斜度 33°，侧方髁导斜度 17°，切导斜度 10°。

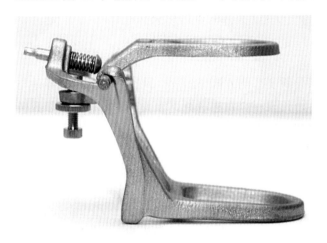

图 5-1　简单𬌗架

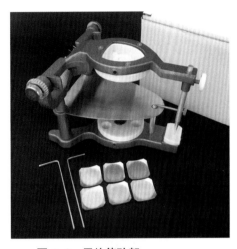

图 5-2　平均值𬌗架

　　此类𬌗架在模仿人体下颌运动上虽不如可调节型𬌗架全面，但对于一般临床的常见修复病例完全够用，如普通的全口义齿修复使用这种𬌗架排牙，再通过口内调𬌗大多可以收到良好的修复效果。但由于这种𬌗架不能精细地模拟人体的下颌运动，对于需要进行精密咬合检查和重建的病例，往往得不到很好的修复效果。由于这种𬌗架操作简单、使用方便，同时又因其具备标准人群的口颌系统参数，故被广泛使用。

 知识链接

Balkwill 角与 Bonwill 三角

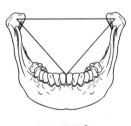

Bonwill 三角

　　从髁突中心至下颌中切牙近中邻接点连线，与𬌗平面所构成的交角，称为 Balkwill 角，正常平均约为 26°。

　　Bonwill 1887 年研究发现，下颌骨双侧髁突中心与下颌中切牙近中切角接触点相连，恰构成一个等边三角形，其边长为 10.16cm，称之为 Bonwill 三角。后有研究证实，这一三角形很少是等边形的，而等腰形者较多，等腰表明面部两侧对称。

二、半可调节𬌗架

　　半可调节𬌗架是具有可调节的前伸髁导斜度、侧方髁导斜度、Balkwill 角及 Bonwill 三角等下颌运动诸要素的𬌗架（图5-3）。能重现患者的正中𬌗位和开闭口运动；能近似地模拟前伸、侧方运动；能利用面弓转移上𬌗架，即能反映患者上颌与颞下颌关节的固有关系。其功能局限性是髁突间距不可调，不能模拟患者的颅颌宽度特征。半可调节𬌗架适用于全口义齿及复杂牙列缺损的修复。

其典型代表是 Hanau H$_2$ 型𬌗架，因𬌗架本身具有颞下颌关节的构造而使其能模仿下颌运动。它是国际通用的用于全口义内制作的半可调节𬌗架，在国内也较常用。

三、全可调节𬌗架

全可调节𬌗架是具有可调节的前伸髁导斜度、侧方髁导斜度、髁突间距，且髁导是与人体相似的呈曲线形状的𬌗架（图5-4）。该𬌗架可以将患者颞下颌关节的所有有关参数转移至其上，需利用面弓转移上颌骨对于颞下颌关节的固有关系，借助蜡𬌗记录对下颌运动进行三维描记，或用立体描记方法记录三维髁道，能完全模拟患者的口腔下颌运动情况。这种𬌗架适用于全口咬合重建的治疗及下颌运动、颞下颌关节功能等科学研究。

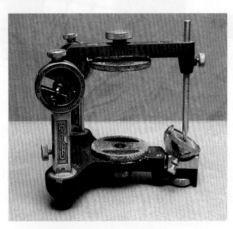

图 5-3　半可调节𬌗架

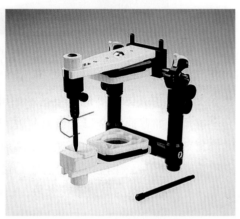

图 5-4　全可调节𬌗架

考点提示　全可调节𬌗架和半可调节𬌗架，分别能够模拟颞下颌关节的哪些有关参数。

第二节　Hanau H$_2$ 型𬌗架

Hanau H$_2$ 型𬌗架是由 Hanau 在 1958 年于 Hanau H 型𬌗架的基础上改良而成的半可调节𬌗架（图5-5）。其基本结构与 Hanau H 型𬌗架大致相同，具有可以调节的前伸及侧方髁导斜度，可根据患者的实际情况调节髁导斜度，是用于全口义齿制作较理想的半可调节𬌗架之一，被广泛应用于临床。此类𬌗架配有专用面弓，用于转移患者上颌对于颞下颌关节的位置关系，其前伸髁导斜度的范围为30°~75°，侧方髁导斜度的范围为0°~30°，前伸切导斜度的范围为20°~40°，侧方切导斜度角的范围为0°~40°，

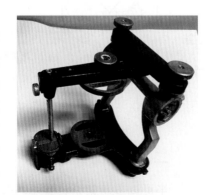

图 5-5　Hanau H$_2$ 型𬌗架

髁间距离为 110mm。上述各参数除去髁间距离外均可以根据需要做适当调整。其中前伸髁导斜度需要根据患者的前伸颌位关系记录确定，而侧方髁导斜度一般可以由公式 L=H/8+12 求得（L 为侧方髁导斜度，H 为前伸髁导斜度）。

一、𬌗架主体

（一）上颌体

位于𬌗架的上方，相当于人体的上颌，呈 T 形。其后部借髁球与侧柱上端的髁槽相连，前部有切导针穿过切导针孔。

1. **髁杆**　上颌体后部两端的杆状部分。

2. **髁球**　髁杆外套的球状体，上颌体借髁球与侧柱上端的髁槽相连。

3. **中部螺钉和螺钉孔**　位于上颌体中部，用于固定上颌架环的部分。

4. **前部螺钉和螺钉孔**　位于切导针孔的后方，用于固定眶下点指示板（部分𬌗架没有这一结构）。

5. **切导针孔**　位于上颌体前部，内有切导针穿过。

6. **切导针固定螺钉**　位于上颌体前端，用于固定切导针。

（二）下颌体

位于𬌗架的下方，相当于人体的下颌，呈 T 形。

1. **侧柱凹槽**　下颌体后方两端的圆筒形凹槽，用于容纳侧柱的下端。

2. **侧方髁导刻度**　侧柱凹槽内侧的刻度，用于确定侧方髁导斜度。

3. **侧柱固定螺钉**　位于侧方髁导刻度的后方，用于固定侧柱。

4. **中部螺钉和螺钉孔**　位于下颌体中部用于固定下颌架环的部分。

5. **切导盘凹**　下颌体前方用于容纳切导盘球形底部的圆形凹。

6. **切导盘固定螺钉**　位于下颌体的前端，用于固定切导盘。

（三）侧柱

位于𬌗架两侧的柱状结构。上方借髁槽与上颌体的髁球相连，下方通过侧柱凹槽与下颌体相连。

1. **髁环**　位于侧柱上端圆环状结构。外侧面有前伸髁导的刻度，内侧包绕髁导盘。

2. **髁导盘**　侧柱上端髁环所包绕的结构。其可在髁环内转动，以改变髁槽的方向。

3. **髁槽**　髁导盘中部的一个沟槽，内容髁球滑动。髁槽的倾斜角度代表着前伸髁导斜度。

4. **髁导盘固定螺钉**　穿过位于髁环上方的槽形孔固定于髁导盘上的螺钉，螺钉扭紧时髁导盘固定于髁环上，从而使髁槽的方向得以固定。

5. **正中锁**　位于髁导盘外侧的锁条，靠螺钉固定于髁导盘上。锁条固定时髁球固定于髁槽前壁，锁条松开时髁球可以在髁槽内自由滑动。

（四）其他附件

1. **上、下架环**　位于上颌体和下颌体中部的圆环状结构，分别借螺钉固定于上、下颌体的中部，用于固定上、下颌模型。

2. **切导针**　位于𬌗架前方的一个针状结构，上端穿过上颌体前端的切导针孔，下端与切导盘接触，用于保证上、下颌体间的平行位置关系。切导针上有上下颌刻线，上颌刻线应与上颌体上缘平齐；下颌刻线应位于上下颌体间的平分线上。

3. 切导盘　位于下颌体前端的切导盘凹之上，用于调整切导斜度的盘状结构。切导盘上附有调节切导盘倾斜的柄，另有螺钉固定切导盘于下颌体的前部。

4. 眶点指示板　位于上颌体前方，由螺钉固定于上颌体之上的一个可转动的杆状结构（部分𬌗架没有这一结构）。用于面弓转移上颌对于颞下颌关节位置关系时确定面弓的上下位置。

𬌗架的构造如图 5-6 所示。

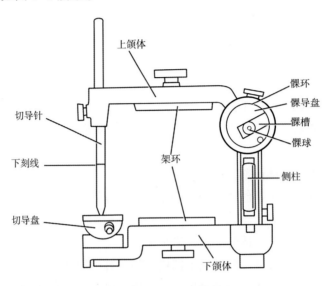

上颌体
髁环
髁导盘
髁槽
髁球
切导针
下刻线
架环
侧柱
切导盘
下颌体

图 5-6　𬌗架的构造

二、面弓

面弓是将患者的上颌对于颞下颌关节的位置关系转移至𬌗架上的一种工具。借助面弓能使上颌模型固定在𬌗架上适当的位置，以便用上下颌模型在𬌗架上模拟人体的下颌运动。

面弓由𬌗叉和弓体两部分组成，在弓体上有个可以滑动的定夹，夹内一孔容纳𬌗叉柄。弓体呈 U 形，其两端有可内外向滑动的髁梁，髁梁上面有表示滑动距离的刻线。髁梁的前面有一螺丝固定。髁梁的内侧与确定的髁突体表位置相接触。

面弓的构造如图 5-7 所示。

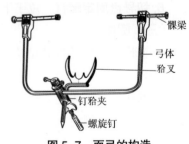

髁梁
弓体
𬌗叉
钉𬌗夹
螺旋钉

图 5-7　面弓的构造

考点提示 ▶ Hanau H_2 型𬌗架由哪些主要部件组成。

第三节　转移颌位关系

 案例讨论

【案例】

患者，男，70 岁，全口牙齿拔除 5 年，现因义齿明显磨损，咀嚼无力，要求重新修复。查：上下牙槽嵴平整欠丰满，无明显骨尖、骨突，上颌弓大于下颌弓，颌间距离偏大，唾液量可，下颌闭口时无明显习惯性前伸动作，颞下颌关节无明显弹响、疼痛。经测量，前伸髁导斜度为 32°。

【讨论】

1. 该患者不适宜使用哪种𬌗架转移颌位关系？最适宜使用哪种𬌗架？

2. 该患者侧方髁导斜度为多少？

转移颌位关系又称上𬌗架，是借助𬌗托将临床上所记录的患者上颌对于颞下关节的位置关系，上下颌模型间的高度及颌位关系再现于𬌗架之上，以便在𬌗架上很好地模拟人体的下颌运动，在口外进行排牙及调𬌗，制作出符合患者口腔内生理环境的全口义齿。

一、上𬌗架

上𬌗架是将带有上下𬌗托的模型用石膏固定在𬌗架之上，并保持上下颌模型间的高度和颌位关系，以便排牙。临床上通过面弓记录的患者上颌对于颞下颌关节的位置关系，就是在上𬌗架的过程中被再现于𬌗架之上的。全口义齿的制作采用的𬌗架多为平均值𬌗架或半可调节𬌗架。平均值𬌗架不需要面弓转移上颌骨对颞下颌关节的位置关系，只需将临床上确定好的颌位关系固定在𬌗架的适当位置上即可。平均值𬌗架在模拟人体下颌运动上虽不如可调节型𬌗架，只能大致地模仿人体的下颌运动，但对于一般临床的常见修复病例完全可以应付，又因操作简便，而被广泛应用于全口义齿的制作。半可调节𬌗架则需面弓转移上颌对于颞下颌关节的位置关系，可根据患者的实际情况进行调节前伸及侧方髁导、切导斜度，是制作全口义齿较为理想的𬌗架。

借助面弓记录上颌与髁突位置如图 5-8 所示。

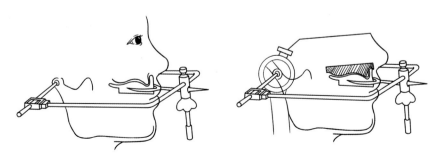

图 5-8　借助面弓记录上颌与髁突位置

上𬌗架前，先用模型修整机修整模型边缘，注意不要损伤模型的工作部分；再修整模型底部，使其适应𬌗架上下颌体间的高度。为方便全口义齿塑料成型时将上𬌗架所用的石膏从工作模型上整体拆卸下来，以备义齿完成后重新上回𬌗架对义齿进行口外的调𬌗，上𬌗架前可采用分离复位法在模型底部预备出沟槽，涂抹凡士林作为分离剂或将模型的底面用水浸几分钟，并用磁石与𬌗架上下颌架环相连。上𬌗架所用的石膏多为普通白石膏或者零膨胀石膏。

（一）用面弓转移颌位关系并上𬌗架

当使用半可调节𬌗架或全可调节𬌗架时，需用面弓转移颌位关系（图5-9），具体操作步骤如下。

1. 调整好𬌗架 固定切导针上刻线于上颌体上缘平齐的位置；固定切导盘面为水平位；将两侧前伸髁导斜度固定在30°，使髁球紧贴髁槽前壁，扭紧固定正中锁；将侧方髁导斜度定于15°；扭紧螺丝使架环紧贴于上下颌体上。

2. 标记髁突外侧面中央部的位置 髁突约位于外眼角至耳屏中点连线上距离耳屏约13mm处。以两中指抵触在髁突的大致位置上，嘱患者做开闭口运动数次，髁突运动时撞击中指，便于确定髁突外侧面的位置。用变色铅笔标记髁突外侧面中央部的位置。

3. 将𬌗叉插入𬌗堤内 将𬌗叉尖烧热插入𬌗堤内，𬌗叉的叉尖与𬌗平面平行，约距𬌗平面5mm，𬌗叉柄上的中央刻线对准上𬌗堤的中线，叉柄应垂直于弓体的中段。

4. 口内就位 将下𬌗托和附有𬌗叉的上𬌗托分别就位于口中，按正中颌位记录使上下𬌗托咬合在一起。

5. 固定面弓 将固定夹的穿孔套过𬌗叉柄，两髁梁内侧抵于髁突外侧面中央部的标记上，调节两侧髁梁使其度数相同，扭动螺丝固定髁梁，扭紧螺丝固定𬌗叉柄。

6. 取出上𬌗托 松开固定髁梁的螺丝，将𬌗叉固定在弓体上的上𬌗托自口中取出。

7. 固定髁梁 将两髁梁的内侧端分别套在𬌗架的髁杆外侧端上，调整两髁梁于相同刻度后，扭动螺丝固定髁梁于髁杆上。

8. 调整上𬌗托 将上𬌗托平面调节至与水平面平行的位置，并使平面前缘与切导针的下刻线平齐。

9. 固定上颌模型 将上颌模型就位于上𬌗托上，调拌石膏固定上颌模型于𬌗架上颌体的架环上。

10. 拆去面弓 拧松固定髁梁的螺钉，取下面弓弓体，用酒精灯加热𬌗叉柄，取下𬌗叉。

11. 固定下颌模型 按𬌗堤的颌位记录，将下颌模型与𬌗托按颌位关系记录就位于上𬌗托上，用石膏将下颌模型固定在𬌗架下颌体的架环上（图5-9）。

（二）不用面弓上𬌗架法

1. 使用平均值𬌗架上𬌗架 不需要面弓转移颌位关系，只需将上下颌模型固定在𬌗架的适当位置之上即可。此时需利用平均值𬌗架的平面板或橡皮筋使𬌗平面应尽量平分上下颌体之间的距

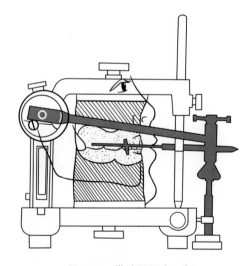

图5-9 借助面弓上𬌗架

离，中线保持与切导针一致。在固定上下颌模型时要注意保持上下𬌗托间的稳定，防止错位。这种不用面弓转移的颌位关系，完成的全口义齿多不能达到理想的平衡𬌗，只能靠临床上的选磨来弥补。

2.使用简单𬌗架上𬌗架 在口内把上下𬌗托的蜡堤用加热的金属器具固定在一起，待蜡自然凝固后整体取出上下𬌗托，再把上下颌模型分别固定在上下𬌗托上，使上下颌模型与𬌗托整体暂时固定在一起，避免上𬌗架过程中模型脱离正确的对位关系。打开简单𬌗架，通过调整𬌗架后方的升降螺钉，使上下颌架体间的距离大于模型与𬌗托的整体高度，把上下颌石膏模型及𬌗托置于𬌗架颌体间上下、前后、左右居中的位置，用石膏先将下颌模型固定在下颌体上，待石膏初步凝固后，复位𬌗架上颌体并用石膏把上颌模型与𬌗架上颌体进行固定。锁定后部升降螺钉，保证其顶部与上颌架体间紧密接触。

（三）上𬌗架过程中的注意事项

1.准备工作 上𬌗架前应先检查𬌗架的完整性，并将𬌗架上各固定螺丝完全拧紧。

2.调拌石膏 上𬌗架的石膏不宜调拌过稀，以免模型因为石膏过软而发生下沉移位。

3.固定模型 固定上下颌模型时务必使切导针紧贴切导盘，归零锁死；简单𬌗架后部的升降螺丝与上颌体接触并锁紧，以免咬合升高。

4.清理多余石膏 𬌗架上好后，应洗净上𬌗架过程中多余的石膏并光滑石膏表面，避免石膏残渣影响𬌗架各部件的固位和滑动。

5.减少膨胀误差 为避免石膏凝固膨胀导致的垂直距离改变，在石膏初凝后用皮筋或细绳将𬌗架的上下颌体捆扎固定在一起。

二、确定前伸髁导斜度

（一）前伸髁道斜度和前伸髁导斜度

咀嚼运动中髁突在关节凹内运动的轨道称为髁道。下颌在前伸运动时，髁突在关节凹内向前下方运动的轨道称前伸髁道，髁道与眶耳平面的夹角称前伸髁道斜度（图5-10）。人体上的前伸髁道斜度转移到𬌗架上，称前伸髁导斜度。颌位关系转移到𬌗架上后，再将上下𬌗托戴入患者口中，正中咬合时可见上下𬌗堤平面紧密接触，下颌前伸运动时，上下𬌗堤的前端虽仍互相接触，但中部和后部则出现了前小后大的三角形间隙，这就是所谓的前伸

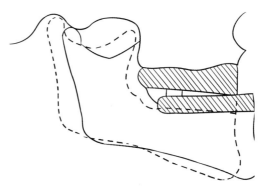

图5-10 前伸髁道斜度

Christensen现象。这一现象是因为下颌在前伸过程中，髁突在前后倾斜的关节凹内滑动。临床上可以通过记录Christensen现象的三角形间隙大小来记录髁道斜度大小并转移到𬌗架上。不同的人，前伸髁道斜度不同，三角形间隙会随之改变。

（二）取前伸颌关系记录

将上𬌗堤表面涂少许石蜡，将上下𬌗托放入口内。取出三片宽约10mm的蜡片，烤软后叠在一起放在下𬌗堤平面上，嘱患者下颌前伸6mm左右并咬合。此时由于Christensen现象而在上下𬌗托间形成的三角形间隙已被软蜡占据，将蜡片及上下𬌗堤取出口外，用水冷却后待用。

（三）在殆架上调节出前伸髁导斜度

松开殆架上的正中锁和固定髁槽的螺钉，将上下殆托及前伸咬合蜡片记录放在上下颌模型上。松开切导针，使其离开切导盘。推上颌体一侧向后约 6mm，并来回移动，髁槽的倾斜角度便随之改变。角度过大时上殆堤后部与前伸蜡记录的后部不接触，前部接触；角度过小时后部接触，前部不接触；角度适中时，上殆堤与蜡记录表面完全接触，此时，髁槽倾斜的角度便是该患者这一侧的前伸髁道斜度。用此方法调出另一侧前伸髁导斜度。

上述方法的精确性受患者前伸距离的大小、蜡条的软硬程度、殆堤与蜡记录接触状况等多种原因的影响。因此，最好多做几次，取平均值。

三、确定侧方髁导斜度

侧方髁道斜度是指下颌做侧方运动时，非工作侧（如：下颌向左侧倾斜，左侧为工作侧，右侧为非工作侧）髁突向前下内方运动，与正中矢状面形成的夹角。当上下殆托戴入患者口中做侧方运动时，工作侧上下殆堤相互接触，而非工作侧的上下殆堤则相互离开，致使工作侧和非工作侧之间出现一个三角形间隙，这就是所谓的侧方 Christensen 现象。

下颌在做侧方运动时，髁突在关节凹内向前下内方运动的轨道称侧方髁道，人体上的侧方髁道斜度转移到殆架上，称侧方髁导斜度。侧方髁道斜度也可以通过侧方运动时的蜡记录来求得，但一般是通过下面的公式求得。

求出前伸髁导斜度（H）后，用 Hanau 公式计算得出侧方髁导斜度（L）。

$$L=H/8+12$$

四、确定前伸切导斜度

下颌从正中咬合做前伸运动时，下前牙切缘顺着上前牙舌面向前下方运动的轨道称前伸切道，前伸切道与眶耳平面的夹角称前伸切道斜度（图 5-11）。人体上的前伸切道斜度转移到殆架上，称前伸切导斜度（图 5-12）。

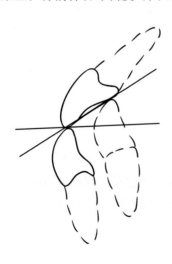

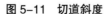

图 5-11　切道斜度

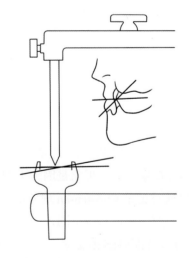

图 5-12　切导斜度（切导盘与水平面间的角度）

前伸切导斜度是切导盘与水平面的夹角。当上下前牙排好，形成较小的前伸切导斜度后，松开固定切导盘的螺钉，推切导针使上颌体后退至上下前牙切缘接触位。调节切导盘一直与切导针下端保持接触，此时切导盘表面斜度就是所求的度数。也可以先将切导盘的前伸刻度固定在 5° 或 10°，当切导针顺切导盘面向上方滑动时，使排列的前牙达到切缘接触。

考点提示 侧方髁导斜度的计算公式。

本 章 小 结

殆架是技师用来在口腔外固定上下颌模型及殆托的仪器，它可以将人体口腔内上下颌的立体位置关系转移至口腔外来，并在一定程度上模拟下颌的运动，从而实现在口外制作精确修复体的目的。模型上殆架技术作为绝大多数修复体制作中的重要环节，为义齿人工牙的排列、雕刻、义齿其他部件的制作及咬合的调整提供了有效保障。

习 题

扫码"练一练"

单项选择题

1.取下颌前伸颌位记录的目的是（　　　）

A.确定切道斜度　　　　　　　　　B.确定前牙覆盖

C.确定前伸髁道斜度　　　　　　　D.确定侧方髁道斜度

E.确定定位平面斜度

2.颌位关系的记录是指（　　　）

A.正确恢复颌间距离

B.正确恢复面下 1/3 距离

C.正确恢复面下 1/3 距离和髁突的生理性后位

D.正确恢复面部的外形

E.纠正侧向咬合和下颌前伸的习惯

3.下面哪个因素不属于颌位关系记录的内容（　　　）

A.唇侧丰满度　　　　　　　　　　B.殆平面

C.垂直颌位关系　　　　　　　　　D.前伸髁道斜度

E.水平颌位关系

4.全可调节殆架和半可调节殆架的区别在于（　　　）

A.能否做开闭、侧方和牵伸运动　　B.髁导斜度能否调节

C.侧柱距离能否调节　　　　　　　D.切导斜度能否调节

E.以上皆不是

5.前伸髁导斜度为 24° 时，侧方髁导斜度为（　　　）

A.5°　　　　B.10°　　　　C.15°　　　　D.20°　　　　E.25°

6.下面哪种殆架不宜用于全口义齿的制作（　　　）

A.全可调节殆架　　　　　　　　　B.半可调节殆架

C.简单殆架　　　　　　　　　　　D. Hanau H_2 型殆架

E. Dentatus 殆架

7. 使用面弓的目的是（　　　）

A. 固定和转移上殆托到殆架上　　　　　B. 将下颌对上颌的关系转移到殆架上

C. 将髁道斜度转移到殆架上　　　　　　D. 记录上下殆托的关系

E. 转移上颌对髁突（颞下颌关节）的三维位置关系

（尹晓斌）

第六章

排牙与平衡殆的调整

学习目标

1. **掌握** 人工牙的种类；全口义齿排牙的原则及方法。
2. **熟悉** 人工牙的殆型及平衡殆的调整方法。
3. **了解** 人工牙的选择方法。

 案例讨论

【案例】

患者，男，65岁，上颌总义齿纵折，主诉修复两年来上颌总义齿纵折三次，口腔检查见牙槽嵴尚可，下颌弓后部明显大于上颌弓，旧义齿为正常殆排列，义齿固位良好，边缘伸展适宜。

【讨论】

若重新制作义齿，人工牙该如何排列比较合适？

第一节 人工牙的种类与人工牙的选择

全口义齿的制作在确定颌位关系、转移颌位关系上殆架以后，就需要排列人工牙重新建立咬合关系，并且恢复口腔的形态和功能。人工牙的排列是全口义齿制作中最重要的环节之一。

一、人工牙的种类

1. 根据材料分类 根据人工牙制作材料不同，可将人工牙分为塑料牙和瓷牙两类。

（1）塑料牙 其主要成分为聚甲基丙烯酸甲酯树脂。塑料牙和基托同为树脂制成，两者结合力好，有质轻、韧性好、易磨改、不易折断等优点，但也有硬度差、易磨耗、易变色、咀嚼效能差等缺点（图6-1）。

扫码"学一学"

扫码"看一看"

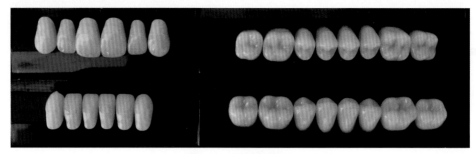

图 6-1　硬质树脂牙

（2）瓷牙　其主要成分为陶瓷材料，具有色泽好、不易变色、硬度大、不易磨损、咀嚼效率高等优点。但其质量重、脆性大、易折裂、不易磨改，与树脂基托面靠机械式结合连接，因此结合力差。前牙瓷牙舌面有固位钉，后牙瓷牙底面和邻面有固位孔，以加强与树脂基托的机械结合。

2.根据𬌗面形态分类　根据𬌗面形态不同，人工牙可分为解剖式牙、非解剖式牙和半解剖式牙三种。

（1）解剖式牙　即有牙尖，牙尖斜度为 33° 或 30°。此类牙咀嚼效能较好，但侧向𬌗力大，不利于义齿的稳定。

（2）非解剖式牙　即无牙尖，牙尖斜度为 0°。此类牙咀嚼效能较差，但侧向𬌗力小，对牙槽骨的损害小。

（3）半解剖式牙　牙尖斜度约 20°，模拟老年人的𬌗面磨耗，咀嚼效能一般。

考点提示　人工牙根据𬌗面形态不同的分类。

二、人工牙的选择

（一）前牙的选择

前牙影响到患者的面部形态和外观。选前牙时重点在美观。

1.大小的选择　上前牙的总宽度为两侧口角线之间的𬌗堤唇面弧度之长度。唇高线至𬌗平面的距离为上中切牙切 2/3 的高度；唇低线至𬌗平面的距离为下中切牙切 1/2 的长度。由此推算出上前牙的高度和宽度。

2.形态的选择　牙的唇面外形要与患者面部形态协调一致。面型的构成主要根据两侧颊面的位置关系。由此可将人类的面型大致分为三种。

（1）尖形面　两条颊线自上而下地明显内聚，面形约呈清瘦的三角形。尖形面的上中切牙牙颈呈中等宽度，近中、远中面几乎成直线，但不平行，唇面平坦，唇面宽度自切缘到颈部逐渐变窄，近中线角较锐。

（2）卵圆形面　两侧颊线自颧骨起呈向外凸形，面形圆胖，颏部略尖，下颌下缘呈圆曲线式。卵圆形面的上中切牙牙颈部略宽，近中面微凸，远中面的切 1/2 较凸，唇面较圆凸，两切角较圆。

（3）方形面　两条颊线接近平行，额部较宽，颊部方圆。方形面的上中切牙牙颈较宽，唇面切 1/3 和切 1/2 处的近中、远中边缘几乎平行，唇面平坦，切角近似于直角。

3.颜色的选择　主要参考患者的皮肤颜色、性别和年龄，如年轻面白的女性要选择较白的牙，而年老面色黑黄的男性，宜选择较黄、色暗的牙，并征求患者的意见。

（二）后牙的选择

后牙的主要作用在于完成咀嚼功能，同时还要重视义齿承托组织的保健。

1. 选择后牙的近远中宽度　将下颌尖牙远中面到磨牙后垫前缘作为人工牙下颌第一双尖牙至第二磨牙近远中径的总宽度，上颌的近远中宽度与下颌相匹配。

2. 选择牙色　后牙牙色与前牙牙色协调一致或略深。

3. 选择后牙骀面的形态　解剖式牙的骀面形态与天然牙相似，其特点是：在牙尖交错骀有尖窝交错的广泛接触关系，在非牙尖交错骀可以实现平衡咬合，适用于牙槽嵴高而宽者。半解剖式牙的骀面形态模拟老年人的骀面磨耗，多用于牙槽嵴窄且低但支持作用尚可者。非解剖式牙的骀面形态与天然牙有别，为无尖牙，骀面仅有沟窝、排溢沟等，上下后牙骀面间是平面接触。其优点是：可减少侧向力，无尖牙使骀力主要以垂直方向向牙槽嵴传导，可减少由侧向力造成的义齿不稳定；另外排牙时操作较简便，不要求平衡骀，可以不使用可调节骀架。

第二节　排牙原则

一、美观原则

全口义齿能恢复患者面部下 1/3 的生理高度，达到面下 1/3 与整个面部比例的协调，使人显得年轻，给人以美感。全口义齿的美观主要体现在上前牙的排列上，需注意以下问题。

（一）牙列弧度要与颌弓形一致

颌弓形与面形一样也有方圆形、尖圆形和卵圆形三种。牙弓形要与颌弓形协调一致，同时上下牙弓间的关系应参考上下颌弓间的关系。

（二）上前牙的位置要衬托出上唇丰满度

上颌中切牙唇面置于切牙乳突中点前 8~10mm，年轻人上颌尖牙顶连线通过切牙乳突中点，而老年人上尖牙顶连线与切牙乳突后缘平齐。上尖牙的唇面通常与腭皱的侧面相距（10.5±1）mm，上前牙切缘在唇下露出 2mm，年老者露的较少。

（三）排牙要体现患者的个性

1. 尽可能模仿患者原有真牙排列　如果患者有照片或拔牙前记录，或满意的旧义齿牙型，尽可能将之作为排列上前牙的参考。

2. 切缘和颈缘的位置　处理切缘和颈缘时要考虑年龄差异，年老者切端及尖牙牙尖可略磨平，以仿牙磨耗情况，颈部要较年轻者外露得更多，以模仿真牙的牙龈萎缩，必要时还可仿真牙的某些着色。

3. 拥挤和扭转　不要排列过齐，给人以"义齿面容"的感觉，可模仿真牙的轻度拥挤和扭转。

4. 覆骀、覆盖　据上下颌骨的位置关系排列上下前牙的覆骀、覆盖，一般要求浅覆骀、浅覆盖，切牙与骀平面的交角接近 15° 为宜。

5. 面部缺陷或面部中轴偏斜　患者有面部缺陷或面部中轴偏斜等情况时，要利用排牙弥补患者的缺陷而不要使其更明显，如面部中轴偏斜时牙齿中线也可略偏等。

6. 上前牙的排列要参考患者的意见　一般情况下，上前牙排列要在患者参与下完成。

扫码"学一学"

考点提示 切牙乳头在排牙中的指导意义。

二、组织保健原则

（1）义齿在功能状态下的稳定，是组织保健的重要方面。

（2）人工牙的排列要不妨碍舌、唇、颊肌的活动，处于肌平衡位置。

（3）𬌗平面位置。𬌗平面与鼻翼耳屏线平行，其高度位于舌外侧缘最突出处，便于舌将食物送至后牙𬌗面，利于义齿在功能状态下的稳定。𬌗平面等分颌间距离时，上下牙列的𬌗平面至上下牙槽嵴顶的距离大致相等，可使上下半口义齿均获得良好的稳定性。𬌗平面后缘高度一般与磨牙厚垫1/2位置平齐。

（4）后牙功能尖位置。后牙功能尖要尽量排在牙槽嵴顶上，使𬌗力沿垂直方向传至牙槽嵴，如果牙槽嵴吸收较多，要根据牙槽嵴斜坡倾斜方向调整后牙倾斜度，使𬌗力尽可能沿垂直方向传至牙槽嵴，如果牙槽嵴严重吸收，则要注意将𬌗力最大处放在牙槽嵴最低处，减少义齿在功能状态下的翘动。

（5）上下颌前牙排列。上下颌前牙排列成浅覆𬌗、浅覆盖，正中𬌗时前牙不接触，并在前伸和侧方运动时至少有1mm的范围内，下牙沿上牙斜面自由滑动。

（6）平衡𬌗。在上下牙齿间自由滑动时，要有平衡𬌗接触。

（7）减少功能状态下的不稳定因素。要适当降低非功能尖，如上磨牙颊尖和下磨牙舌尖，减少研磨食物时义齿的摆动。

三、"中性区"原则

1933年Wilfredfish提出了"中性区"的概念，天然牙在萌出过程中受到唇颊肌向内的压力和舌肌向外的推力，使天然牙在完全萌出后的位置恰好位于向内和向外的力的平衡区域内。当牙列缺失后，牙列原来所占据的空间便形成了一个潜在的间隙，此间隙为唇颊肌和舌肌内外作用力的"中性区"。如果将人工牙排列在中性区内，仍可受到唇颊肌向内和舌肌向外基本处于平衡状态的力，则有利于全口义齿的固位。因此，全口义齿应按"中性区"位置排牙。中性区的具体位置可以根据临床经验或口腔肌功能活动成形法来确定，其基本原则如下：由于无牙颌口腔内的上颌弓前牙区唇侧、后牙区颊侧、下颌弓前牙区唇侧和后牙区舌侧骨吸收较多，而前牙区唇、舌侧骨吸收的量相差不多，因此排列人工牙时，上下前牙可排在牙槽嵴的唇侧，上颌后牙可排在牙槽嵴的颊侧少许，下后牙可排在牙槽嵴舌侧少许，而前磨牙则不能偏颊，也不能偏舌，这样才能使人工牙排在原来天然牙所占据的位置，即处于"中性区"内，可受到唇颊舌侧较均衡的肌力，有利于义齿的固位。人工牙偏颊、偏舌的距离不能过大，偏离的距离常常要视唇颊的松弛程度、前庭沟的宽窄和舌体的大小而定。由于全口义齿的支持和固位与天然牙完全不同，故在排列人工牙时，要求能符合口腔的解剖生理特点，以达到恢复功能、增进美观、保护口腔组织健康的作用。

四、其他原则

（一）𬌗平面尽量平分颌间距离

𬌗平面是指人工牙上颌中切牙的切缘与两侧第一磨牙的近中舌尖三点所形成的假想平

面。在实际操作中，蜡堤平面即代表𬌗平面。通常，人工牙所形成的𬌗平面应平分颌间距离，而且还应与牙槽嵴平行。若𬌗平面与牙槽嵴不平行，前部低后部高，在咀嚼时，上颌义齿可被推向前；若前部高后部低，则下颌义齿有被推向前的可能。若遇上颌或下颌牙槽嵴过度吸收时，为了义齿的稳定，临床上可适当调节𬌗平面的上下位置，使𬌗平面稍向吸收严重的颌骨靠近。

（二）𬌗平面水平距离

𬌗平面尽量低于舌侧缘 1~2mm，以免妨碍舌的运动。

（三）下颌后牙功能尖位置

下颌后牙功能尖应尽量位于磨牙后垫颊舌缘与下尖牙近中面构成的三角区内。

（四）𬌗力应集中在颌弓后段的中份

通常牙槽嵴是承受𬌗力的主要区域。但前牙区牙槽嵴较为窄小，下颌磨牙后垫区的组织又较为松软，都不宜支持较大的力。故在排牙时，应将承受力较大的第二前磨牙和第一磨牙集中在颌弓后段的中份，因此，此区的牙槽嵴最适合于支持较大的𬌗力。

（五）按上下颌骨对应位置排牙

上下颌人工牙的𬌗关系，亦应根据上下颌骨的对应关系排列。若上下颌骨对应关系正常，则按正常关系排列人工牙，即前牙排成前覆𬌗和前覆盖，后牙按中性关系排列，即上颌第一磨牙近中颊尖正对下颌第一磨牙近中颊沟，上颌第一磨牙近中舌尖处于下颌第一磨牙的中央窝内。下颌第一前磨牙的颊尖处于上颌尖牙与第一前磨牙之间。若上下颌骨对应关系异常，则不能按正常颌关系排列，而应根据异常情况进行不同的排牙。

第三节　排牙方法

一、排牙前准备

（一）在工作模型上再次描绘解剖标志和排牙标准线

描绘解剖标志的目的是通过观察，判断人工牙所处的正确位置，并将其记录在工作模型上。

1. 上颌模型　通常，切牙乳头中点前方的 8~10mm 为上颌中切牙切缘的位置，第一横腭皱偏向唇侧 1.5~2mm 是上颌尖牙舌侧牙颈部的位置。此外，还需观察舌侧残留的牙龈缘的形态是否正常（图 6-2）。

2. 下颌模型　通常由下颌唇侧口腔前庭沟的最深处决定下前牙切缘的位置。如果发现异常，需及时与口腔医师沟通，按其指示操作（图 6-3）。

（二）检查上𬌗架的情况，并描绘涉及美容的标志线

把工作模型放回𬌗架，在此状态下，检查下列 4 个项目：①上下𬌗托是否处于模型的正确位置上；②面部中线是否与𬌗架中线一致，面部中线是否在𬌗架中线的延长线上；③假想𬌗平面是否与𬌗架的𬌗平面一致，𬌗托上的𬌗平面是否与𬌗架的𬌗平面一致；④𬌗托是否处于𬌗架上解剖学的平均值位置。若以上操作无误，把𬌗托上的中线延伸到工作模型上。

扫码"学一学"

49

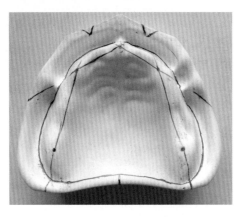

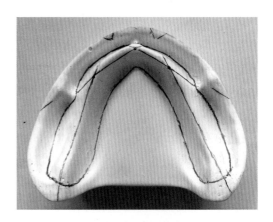

图 6-2　上颌模型标准线　　　　　　　图 6-3　下颌模型标准线

用于恢复美观的排牙标志线有口角线、唇高线、唇低线等，需将其体现在𬌗托上。笑线无法在𬌗托上直接体现，可以采用下列方式：用油性记号笔把上述标志线描记在𬌗托上，在其上放置一张规格为能覆盖上下颌模型的红蜡片，在该蜡片上按上述标志线掏空中部，制成中空的笑线核对工具。

（三）检查上下颌牙槽嵴的位置关系，并确认颌位的正确性

首先观察矢状面，初步判断前牙区人工牙的位置，并初步确定人工牙的牙体长轴与牙槽嵴顶的位置关系。通常上前牙位于切牙乳头与唇侧口腔前庭沟之间；下前牙的切缘大致位于唇侧口腔前庭沟的延长线上。然后观察从上颌结节到翼下颌切迹及磨牙后垫的位置关系，判断上下颌模型位置的对应关系是否正常，特别是左右两侧上下的位置关系。最后，通过对比前方的标志线，判断出下颌是否有移位的倾向。

二、上颌起排法排牙方法

（一）排列前牙

1.上前牙的排列要求

（1）与中线关系　两侧上颌中切牙的近中接触点与𬌗堤中线一致，且上颌中切牙位于中线的两侧，上颌侧切牙和上颌尖牙左右排列在中切牙的远中。

（2）唇舌向位置　上颌前牙唇面与𬌗堤唇面一致，应衬托出上唇的丰满度，同时应参考切牙乳突与前牙的位置关系。

（3）𬌗平面关系　上颌中切牙切缘落在𬌗平面上，上颌侧切牙切缘高于𬌗平面约 1mm，上颌尖牙牙尖顶接触𬌗平面。

（4）近远中向倾斜　上颌前牙切缘至颈部应向远中适当地倾斜，以上颌侧切牙倾斜度最大，上颌尖牙次之，上颌中切牙最小。倾斜度大小以上颌中切牙的切缘与𬌗平面相接触、上颌侧切牙切缘与𬌗平面平行为适宜。

（5）唇舌向倾斜　上颌中切牙和上颌侧切牙长轴向唇侧倾斜，上颌侧切牙的倾斜度大于上颌中切牙，上颌尖牙的长轴与𬌗平面向垂直。

（6）旋转　根据𬌗堤弧度，上颌前牙自近中面到远中面均应有适当的旋转，上颌中切牙的旋转度较小，上颌侧切牙的旋转度较大，上颌尖牙旋转度最大。

上颌前牙排列要求如图 6-4 所示。

2.下前牙的排列要求　排列下前牙应考虑以下四个方面，还应与上前牙形成浅覆𬌗、

浅覆盖。

（1）骀平面关系　下颌前牙的切缘高于骀平面约 1mm。

（2）近远中向倾斜　下颌中切牙的长轴与骀平面垂直，下颌侧切牙长轴略向远中倾斜，下颌尖牙长轴向远中倾斜更加明显。

（3）唇舌向倾斜　下颌中切牙长轴略向唇侧倾斜，下颌侧切牙长轴与骀平面垂直，下颌尖牙长轴略向舌侧倾斜。

（4）旋转　根据骀堤弧度，下颌前牙自近中面到远中面均应有适当的旋转，下颌中切牙的旋转度较小，上颌侧切牙的旋转度较大，上颌尖牙旋转度最大。

下颌前牙排列要求如图 6-5 所示。

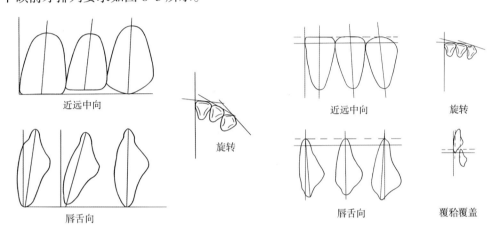

图 6-4　上颌前牙排列要求　　　　图 6-5　下颌前牙排列要求

前牙常规排列位置见表 6-1。

表 6-1　前牙排列的位置要求

	唇舌向倾斜	近远中倾斜	旋转度	与骀平面的关系
上颌中切牙	颈部微向腭侧倾斜或接近垂直	颈部微向远中倾斜	与前牙区域颌弓曲度一致	切牙接触骀平面
上颌侧切牙	颈部微向腭侧倾斜	颈部向远中倾斜角度最多	远中微向舌侧旋转	切缘距骀平面约 1mm
上颌尖牙	颈部微向唇侧倾斜	颈部向远中倾斜角度大于中切牙小于侧切牙	远中向舌侧旋转与颌弓曲度一致	牙尖与骀平面接触
下颌中切牙	颈部微向舌侧倾斜或接近垂直	长轴与中线平行	与颌弓曲度一致	切缘高出骀平面约 1mm
下颌侧切牙	直立	颈部略向远中倾斜	与前牙区域颌弓曲度一致	同中切牙
下颌尖牙	颈部微向唇侧倾斜	颈部略向远中倾斜	与前牙区域颌弓曲度一致	同中切牙

考点提示　上颌中切牙、侧切牙及尖牙牙体长轴的倾斜度。

3. 前牙排列方法　一般先排上颌前牙再排下颌前牙，排上前牙顺序有两种。可根据个人习惯而定。

（1）根据骀堤上的标志线，将靠近中线两侧的蜡烫软，先排上颌两颗中切牙，再排两侧的侧切牙，最后排两侧尖牙。同法再排下颌 6 颗前牙。

（2）先排一侧中切牙、侧切牙、尖牙，然后排列另一侧中切牙、侧切牙、尖牙。上前牙排完后，可用食指从唇侧横贴上前牙切缘，从切龈方向观察上前牙排列是否在一均匀的弧线上，与牙弓形状是否一致，左右是否对称。同法排列下颌6颗前牙。（图6-6、图6-7）

（二）排列后牙

排好前牙后可以试戴，病人满意后再排后牙。

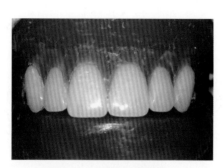 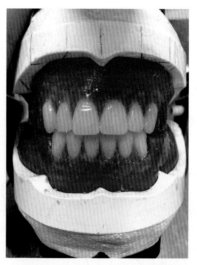

图6-6　上颌前牙的排列　　　　　图6-7　上颌及下颌前牙的排列

1. 排列后牙应考虑的四个方面

（1）垂直向定位　𬌗平面应平分颌间距离，上颌第一磨牙的𬌗面应与磨牙后垫的1/2等高。

（2）颊舌向定位　下颌后牙的颊尖或中央窝排在牙槽嵴顶，同时参考磨牙后垫颊舌缘与下尖牙近中邻接点形成的三角形与后牙颊舌尖的位置关系。

（3）近远中定位　上颌第二前磨牙、上颌第一磨牙应位于上颌后牙弓的中段处，同时让上颌第二磨牙的远中邻面在磨牙后垫的前缘。

（4）旋转度　上颌后牙的旋转与颌弓后部的曲度一致，一侧第一前磨牙的颊舌尖与对侧第一磨牙的近中颊尖三点成一条直线；单侧第一前磨牙、第二前磨牙的颊轴嵴外形高点与第一磨牙近中颊轴嵴外形高点三点成一条直线，第一磨牙远中颊轴嵴外形高点与第二磨牙近、远中颊轴嵴外形高点三点成一条直线（图6-8）。

2. 后牙的排列顺序　后牙的排列顺序有各种方法，如Swenson排牙法是先排好上后牙，然后再排下后牙；Snow排牙法是先排好一侧牙，再排另一侧牙；协调对称排牙法是先排一侧上颌第一双尖牙，然后排同侧下颌第一双尖牙再排上颌第二双尖牙，接着排下颌第二双尖牙，以此类推。操作者可根据自己的习惯，按顺序排列。

3. 后牙的排列位置　后牙排列要形成合适的纵𬌗曲线与横𬌗曲线来形成合适的前伸平衡𬌗和侧方平衡𬌗，因此，后牙要在颊舌向和近远中向形成合适的倾斜度。（图6-9，图6-10、表6-2）

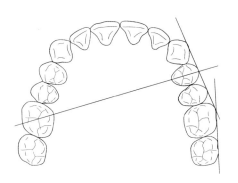

图 6-8 后牙旋转度

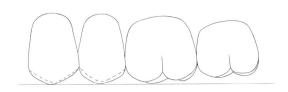

图 6-9 后牙的排列位置

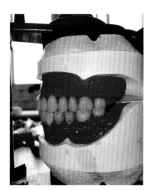

图 6-10 后牙的排列

表 6-2 后牙排列的位置要求

	颊舌向倾斜	近远中向倾斜	旋转度	与𬌗平面的关系
上颌第一前磨牙	颈部微向颊侧倾斜	颈部微向远中倾斜或直立	与颌弓后部的曲度一致	颊尖接触𬌗平面，舌尖离开𬌗平面约1mm
上颌第二前磨牙	直立	直立	与颌弓后部的曲度一致	颊、舌尖均与𬌗平面接触
上颌第一磨牙	颈部微向腭侧倾斜	颈部微向近中倾斜	与颌弓后部的曲度一致	近中舌尖与合平面接触，近中颊尖离开𬌗平面1mm，远中颊尖离开𬌗平面1.5mm
上颌第二磨牙	同上	同上	与颌弓后部的曲度一致	舌尖离开𬌗平面1mm，近中颊尖离开𬌗平面1.5~2mm，远中颊尖离开𬌗平面2~2.5mm
下颌后牙	全部与上颌后牙按尖窝交错的中性关系排列			

考点提示 ▶ 上颌第一磨牙各个牙尖与𬌗平面的距离。

（三）全口牙列的检查

1. 𬌗面观

（1）上下颌牙弓的形态　观察整个牙弓形态与𬌗弓形态是否一致，前牙切缘与后牙𬌗面窝沟连线应为一条自然的弧线。

（2）牙弓在牙槽嵴顶的位置　检查人工牙列的位置，既不能过于偏向唇、颊侧，又要给舌侧运动留有足够的空间。

2.唇、颊、舌面观

（1）唇面观　牙列在牙尖交错𬌗时，检查上下前牙中线是否一致，前牙弓是否符合要求。上下前牙的排列是否符合美观的要求。打开𬌗架，从前向后观察𬌗平面高低是否一致，有无倾斜。

（2）颊面观　检查𬌗平面是否平分颌间隙，后牙是否有两条合适的𬌗曲线。

（3）舌面观　从舌侧观察，检查牙尖交错合时各个牙的咬合接触状况，以保证颊、舌尖均有广泛紧密地接触。

3.咬合关系

（1）前牙具有浅覆𬌗、浅覆盖。

（2）牙尖交错𬌗时，上下后牙𬌗面均有紧密的尖窝锁结关系。

（3）除上颌第二磨牙和下颌中切牙以外，上下牙列均为一牙与两牙相对的接触关系。

（4）整个排牙过程中，切导针仍需与切导盘保持紧密接触，不得升高。

（5）用咬合纸检查正中𬌗，确保有与咬合方式相对应的最大𬌗接触面积的存在；若采用可调节𬌗架，用咬合纸检查侧方平衡𬌗、前伸平衡𬌗，使之具有前伸及侧方平衡𬌗。

（6）检查美观性。前牙的中线需与延伸到模型上的中线一致，且与上下颌的中线吻合，目视无实质偏差；前牙的规格及其所处位置符合口角线、唇高线、唇低线的要求；前牙的突度、斜度原则上符合平均值的要求；在正面及矢状面，切缘及其牙尖与𬌗平面的位置关系正确；在𬌗面观，上下前牙弓形态与颌弓形态一致，且左右两侧对称，上下颌尖牙与双尖牙的衔接位置正确。上下前牙的覆盖、覆𬌗匀称。

三、下颌起排法排牙方法

（一）下颌起排法排列前牙

口腔医师确定𬌗平面时，在息止颌位时使上𬌗托的下缘与上唇下缘平齐。因此，需把下𬌗托前牙区𬌗平面切低 1mm，使上中切牙和尖牙的切缘处于其上，其他同上颌排牙法（图6-11）。上下前牙排列完成后，尽可能在患者的口内进行试戴，检查人工牙列中线与面部中线是否一致，𬌗平面与瞳孔连线是否平行，上下唇缘关系是否自然协调，结合患者的要求，进行必要的调改。

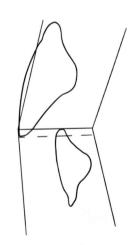

**图6-11　下颌起排法
排列前牙**

（二）下颌起排法排列后牙

下颌排牙法是优先下颌义齿稳定，从下颌开始排列后牙的方法。下颌排牙法排列下后牙时，需让下颌前磨牙的颊尖和下颌第一磨牙、第二磨牙的颊尖内斜面中央部处于下颌牙槽嵴顶线上。由于下颌排牙法的下牙列是排列上牙列的标准，在排列上牙前应使下牙列处于最正确的位置。排列上牙时，不得无端改动下牙列。上后牙是依据下后牙的位置关系排的。排列下颌牙齿时，同样要形成合适的纵𬌗曲线和横𬌗曲线来达到平衡𬌗，下颌第一磨牙的远中颊尖应该位于后牙区纵𬌗曲线的最低点（图6-12a）；所有下颌后牙长轴向舌侧倾斜，形成合适的横𬌗曲线（图6-12b）。按排牙次序，首先将下颌𬌗堤相当于下颌第一磨牙位置的蜡烫软，然后排下颌第一磨牙，并与上颌第一磨牙轻轻咬合，直到切针与切导盘接触，直接确定其位置的高度，再用蜡刀从颊舌方向将上下磨牙面抵紧。按此方法依次排列其余下后牙，下后牙排列时应注意以下问题。为达到最广泛、最均匀的正中𬌗接触，首先应明确后牙各功能尖相对的位置。其主要标志为上颌第一磨牙的颊尖正对下颌第一磨牙的颊面沟，近中舌尖咬在下颌第一磨牙中央窝内。下颌第一前磨牙的颊尖对上颌尖牙与第一前磨牙近中边缘嵴的相邻处。要求每个后牙都具有明确的尖窝相对的咬合关系。如出现𬌗面接触不紧的情况，可将下后牙略向上或向近远中移动或改变近远中的倾斜；也可将人工牙向颊、舌向扭转，消除可能出现的尖尖相对的情况。需形成一颗牙对应两颗牙的位置关系。

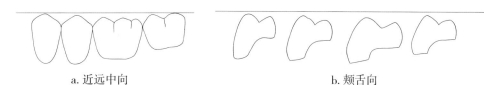

a. 近远中向　　　　　　　　　　　b. 颊舌向

图 6-12　下颌起排法排列后牙

四、平衡𬌗调整方法

人工牙排列完成后，可在可调节𬌗架上进行正中𬌗、前伸𬌗及侧方𬌗的调整。

（一）正中平衡𬌗的调整

人工牙排列完成后，在𬌗架上做开闭口运动，用咬合纸检查咬合情况，磨除早接触点，同时还应从舌侧检查上颌后牙的舌尖与下颌后牙的合面接触是否良好，如发现有不足之处，应适当调整，即将上后牙舌尖向下调或将下后牙舌尖向上抬，以达到正中𬌗位平衡。

（二）前伸平衡𬌗的调整

1. 前牙接触，后牙不接触　在𬌗架上打开正中锁，将上颌体向后移动，模拟下颌前伸运动，此时上下前牙切缘相对，但后牙均不接触。导致这种情况的原因主要是前牙排列覆𬌗深，切导斜度大而后牙补偿曲线太小、正中咬合接触不紧或个别牙尖阻挡等。其调整的方法为：加大补偿曲线曲度，使牙尖工作斜面斜度加大，来达到平衡接触；在不影响美观和功能的原则下，适当降低下前牙并将切缘向唇侧倾斜，减小前牙覆𬌗后，将上前牙稍向唇倾斜，适当加大前牙覆盖，以减小前牙切导斜度；正中𬌗位保持紧密接触，磨改个别早接触的牙尖。

2. 后牙接触，前牙不接触　说明前牙覆𬌗过浅或者后牙补偿曲线曲度过大，调整时应减小补偿曲线曲度，必要时在不超过 1mm 正常覆𬌗范围的情况下，可升高下前牙，加大前牙覆𬌗。

（三）侧方平衡𬌗的调整

1. 工作侧接触，平衡侧不接触　在𬌗架上打开正中锁，将上颌体向平衡侧移动时，工作侧上下后牙的同名牙尖有接触，而平衡侧相对牙尖无接触。这主要是由平衡侧后牙横𬌗曲线曲度过小造成的。针对此，可通过加大横𬌗曲线的方法来调整，即加大平衡侧上后牙𬌗端的颊向倾斜，相对的下后牙则加大𬌗端的舌向倾斜。

2. 平衡侧接触，工作侧不接触　在𬌗架上侧方𬌗运动时，工作侧相对牙尖无接触，平衡侧相对牙尖有接触，这主要是由横𬌗曲线曲度过大造成的。调整时主要采用减小横𬌗曲线曲度的方法，有时也可直接向下压低平衡侧上颌磨牙的舌尖，同时升高下磨牙的舌尖。

知识拓展

舌向集中殆

　　舌向集中殆是适合牙槽嵴低平患者的一种改良殆型，采用解剖式上颌后牙，半解剖式下颌后牙，中央窝浅而宽阔。排牙时应使上后牙颊尖高舌尖低，而下后牙颊尖、舌尖等高。上下颌后牙仅有上牙舌尖与下牙中央窝接触，而上下颌后牙颊尖之间形成0.5~1mm的间隙。舌向集中殆排牙在下颌运动时，上下颌后牙颊尖均不接触，只有上颌后牙舌尖在下颌后牙中央窝内以正中支持为中心，在约直径3mm范围的正中自由区内形成各方向的平衡接触。舌向集中殆的排牙特点能够有效减轻咬合产生的侧向力，减少牙槽嵴的负荷，降低牙槽嵴的吸收。

五、特殊类型无牙颌排列方法

（一）上颌前突的排牙

　　排牙时应注意建立正常的尖牙关系，即上颌尖牙的牙尖正对下颌尖牙的远中唇斜面。上颌前突程度不同，采用的排牙方法也不同。

　　1. 轻度上颌前突　　上颌弓前部位于下颌弓前部的稍前方。为了美观和功能，可适当减小上前牙的覆盖，下颌前伸时，上下切缘能保持接触。排牙的方法是：将上颌人工牙盖嵴部磨薄后，略向舌侧排，下颌前牙稍向唇侧排。

　　2. 严重上颌前突　　上颌弓前部明显位于下颌弓前方。可将上面牙盖嵴部磨薄，略向舌侧排，下前牙稍向唇侧排，同时加大前牙的覆盖。为了确保后牙建立正常的殆关系，可选用较上前牙小的下前牙或减少1~2颗下前牙，也可以将下前牙排的稍拥挤一些，以建立正常的尖牙关系。为了使下前牙达到接触和不影响发音，可将上颌前牙腭侧基托加厚，形成与下前牙切缘相接触的殆平面板。

（二）下颌前突的排牙

　　下颌前突的程度不同，采用的排牙方法也不相同。

　　1. 轻度下颌前突　　下颌弓的前部位于上颌弓前部的稍前方。为了美观和功能，可排成浅覆殆或对刃殆。排牙时可将上前牙稍向唇侧排，选用较上颌牙大一型号的下前牙，将盖嵴部磨薄后稍向舌侧排。不可过于强求美观而将上前牙过度排向牙槽嵴唇侧，下前牙过分偏向舌侧，这样将影响义齿固位。

　　2. 严重下颌前突　　下颌弓前部明显位于上颌弓的前方。上下前牙应排成反殆关系。为了建立正常的后牙殆关系，要选用大一型号的下前牙或小一型号的前牙。若选择相同型号的上下前牙，则必须增加下前牙的数目。

（三）上颌弓宽于下颌弓的排牙方法

　　上颌弓宽于下颌弓是指上颌弓后部位于下颌弓的颊侧，即上颌牙槽嵴顶位于下颌牙槽嵴顶的颊侧。

1. 上颌弓稍宽于下颌弓　可将上颌后牙稍向腭侧排，下颌后牙稍向颊侧排，以建立正常咬合关系。

2. 上颌弓明显宽于下颌弓　可采用以下两种方法进行排牙。①将下颌后牙按正常要求，排列在下牙槽嵴顶上，再按正常殆关系排列上后牙；然后在上颌后牙颊面加蜡，按颌弓形状雕刻出后牙牙冠颊、殆面的外形，以恢复对颊部软组织的支持。②按照正常的位置要求，将上下颌后牙分别排在各自的牙槽嵴顶上，咬合时上颌后牙的舌尖与下颌后牙的颊尖会出现早接触，应磨改早接触的牙尖而保持正常殆颌间距离；然后在上颌后牙腭侧加软蜡片与下颌后牙相咬合，根据咬合印迹雕刻出殆面的形态。

（四）下颌弓宽于上颌弓的排列方法

下颌弓宽于上颌弓是指下颌弓的后部位于上颌弓的颊侧，即下颌牙槽嵴顶位于上颌牙槽嵴顶的颊侧。

1. 下颌弓稍宽于上颌弓　可将上颌后牙稍向颊侧排，下颌后牙稍向舌侧排，以建立正常殆关系。但是必须注意，上颌后牙不能过于偏向颊侧，以避免义齿翘动，影响固位以及在使用中上颌基托从中线处断裂。

2. 下颌弓明显宽于上颌弓　通常上下牙槽嵴顶线与殆平面所形成的夹角小于80°时，需按反殆排列，即上颌后牙的颊尖应与下颌后牙的中央窝接触，下颌后牙的舌尖应与上颌后牙的中央窝接触。一般是将上下左右后牙交换位置排列，上下颌第一磨牙的殆关系是：下颌第一磨牙的近中颊尖位于上颌第一磨牙颊面的颊沟处。因此，下颌第一前磨牙与尖牙之间必存在间隙，故下颌应多排一个前磨牙。若上颌弓较小，不能容纳交换后的下后牙时，应减去第一前磨牙，即若上颌排一个前磨牙，则下颌应排两个，以此类推。

六、上前牙的个性化排列

上前牙原则上须呈左右对称的排列。在征得口腔医生的指示和患者同意的前提下，可按照每个患者的特征及其要求，通过不整齐的排列，体现患者个性化的自然感。

（一）扭转与倾斜

1. 上颌中切牙的扭转与倾斜　不改变牙体长轴，左右两侧中切牙切缘的远中向唇侧突出，在视觉上使牙冠显得更宽，以此体现男性的强劲。反之，在视觉上使牙冠显得更窄，体现女性的纤细。

2. 上颌侧切牙的扭转与倾斜　把近中向唇面扭转，与中切牙的远中重叠，以此体现女性的柔弱感。反之，则有男性的强壮感。

3. 上颌尖牙的扭转与倾斜　尖牙的牙颈部向唇侧移动，暴露近中，减少近中的倾斜度，使之处于大致垂直的位置，来表现患者的个性。

（二）前牙形态修整

切角显著的形态呈男性特征，切角圆钝则呈女性特征。

（三）切缘线

上颌6颗前牙的切缘所连成的切缘线越直，越呈男性化；弧度越大，越呈女性化。

（四）牙弓的形态

方形的牙弓体现力量感；尖形的牙弓体现柔弱感；卵圆形的牙弓体现温和感。

本 章 小 结

　　排列全口义齿前，需做精心的准备，特别是检查𬌗架、颌位关系，此外，画线是重中之重。遵照临床指示，确定选用上颌排牙法或下颌排牙法；采用科学的手段，准确判断人工牙的三维位置；在充分理解平衡𬌗理论的基础上，进行平衡𬌗的调整，从而完成高精度的人工牙的排列。

扫码"练一练"

习 题

一、单项选择题

1. 下颌人工尖牙的排列位置，下列哪一项是错误的（　　　）

A. 下颌尖牙近中邻面与下颌中切牙远中邻面接触

B. 牙尖与𬌗平面接触

C. 牙颈部向远中倾斜

D. 牙颈部向唇侧微突

E. 与上颌侧切牙和上颌尖牙建立的覆盖为 3mm

2. 上颌第一磨牙近中舌尖与𬌗平面的关系是（　　　）

A. 在𬌗平面上　　　　　　　　　　　　B. 离开𬌗平面 0.5mm

C. 离开𬌗平面 1mm　　　　　　　　　　D. 离开𬌗平面 1.5mm

E. 离开𬌗平面 2mm

3. 排列上颌人工前牙时牙体长轴近远中倾斜度一般是（　　　）

A. 中切牙 > 侧切牙 > 尖牙　　　　　　　B. 中切牙 > 尖牙 > 侧切牙

C. 侧切牙 > 尖牙 > 中切牙　　　　　　　D. 侧切牙 > 中切牙 > 尖牙

4. 前牙选择时，下列哪一项是错误的（　　　）

A. 上中切牙的 2/3 与上唇线等高　　　　　B. 颜色最好要白些

C. 形态与面型一致　　　　　　　　　　　D. 颜色与肤色一致

E. 形态与颌弓一致

5. 利用磨牙后垫排列人工牙哪种提法是错误的（　　　）

A. 利用磨牙后垫可确定后牙的𬌗平面

B. 利用磨牙后垫可确定后牙颊舌向的位置

C. 下颌第二磨牙应在磨牙后垫的前缘

D. 下颌第二磨牙盖过磨牙后垫 1/2

E. 磨牙后垫可以决定后牙的高度

6. 上颌中切牙的唇面通常位于切牙乳突中点前（　　　）

A. 1~4mm　　　　B. 5~7mm　　　　C. 8~10mm　　　　D. 11~15mm　　　　E. 16~20mm

7. 全口义齿前牙的选择主要考虑（　　　）

A. 患者的性别　　　　　　　　　　　　　B. 患者的年龄

C. 人工牙的大小形态和颜色　　　　　　　D. 人工牙是瓷牙还是塑料牙

E. 人工牙颜色要尽量白一些

8. 某患者 78 岁，女，牙列缺失十五年，牙槽嵴严重吸收，修复宜选用哪种人工牙（　　　）

A. 解剖式牙　　　　　　　　　　　　B. 半解剖式牙

C. 非解剖式牙　　　　　　　　　　　D. 金属验面牙

E. 瓷牙

9. 全口义齿后牙选用非解剖式牙的优点是（　　　）

A. 侧向力小　　　　　　　　　　　　B. 有利于义齿的稳定

C. 容易达到平衡　　　　　　　　　　D. 对牙槽嵴损害小

E. 以上均对

10. 以切牙乳突排列人工牙（　　　）

A. 可以决定牙列中线的位置　　　　　B. 可以决定上中切牙唇舌向的位置

C. 可以决定上尖牙的位置　　　　　　D. 可以决定上颌前牙间的总宽度

E. 以上均对

11. 非解剖式人工牙的牙尖斜度为（　　　）

A. 45°　　　　　　B. 40°　　　　　　C. 33°　　　　　　D. 20°　　　　　　E. 0°

12. 解剖式人工牙的牙尖斜度为（　　　）

A. 45°　　　　　　B. 40°　　　　　　C. 33°　　　　　　D. 20°　　　　　　E. 0°

13. 全口义齿人工牙的排列原则为（　　　）

A. 美观，功能和组织保健良好　　　　B. 美观，坚固和舒适

C. 美观，卫生和舒适　　　　　　　　D. 美观，坚固和组织保健好

E. 美观，切割便利和舒适

14. 全口义齿前牙要排成浅覆验、浅覆盖的目的是为了（　　　）

A. 美观　　　　　　　　　　　　　　B. 排牙方便

C. 有利于组织保健　　　　　　　　　D. 发音清晰

E. 与天然牙一致

15. 下列有关全口义齿排牙组织保健原则，哪项是错误的（　　　）

A. 前牙切导斜度要大　　　　　　　　B. 排牙时切忌排成深覆验

C. 验平面与鼻翼耳屏线平行　　　　　D. 后牙功能尖尽量排在牙槽嵴顶

E. 要求保持义齿各方向的平衡接触

16. 关于上颌第一磨牙排列的位置，下列哪一项是正确的（　　　）

A. 牙颈部略向近中倾斜　　　　　　　B. 颊尖离开验平面

C. 近中舌尖排在验平面上　　　　　　D. 远中舌尖离开验平面

E. 以上均对

17. 上下前牙按常规排列，其切缘与牙尖顶与验平面的关系是（　　　）

A 上颌中切牙切缘落在验平面上

B. 上颌侧切牙切缘离开验平面 1mm

C. 上颌尖牙牙尖接触验平面

D. 下颌中切牙切缘或牙尖顶均高于验平面 1mm

E. 以上都对

18. 全口义齿排列时，上颌第二双尖牙舌尖与殆平面的关系（   ）

A. 与殆平面接触   B. 离开殆平面 0.5mm

C. 离开殆平面 1mm   D. 离开殆平面 1.5mm

E. 离开殆平面 2mm

19. 人工后牙的牙尖斜度过大会导致（   ）

A. 咀嚼效率降低   B. 殆力过大

C. 殆力过小   D. 侧向力过大

E. 早接触

20 无牙颌牙槽嵴严重吸收的患者宜采用（   ）

A. 解剖式牙   B. 半解剖式牙

C. 非解剖式牙   D. 金属殆面牙

E. 瓷牙

21. 排列全口义齿人工牙的美观原则不包括（   ）

A. 牙弓弧度要与颌弓型一致

B. 上前牙的位置要衬托出上唇丰满度

C. 前牙排成浅覆殆、浅覆盖

D. 要体现患者的个性

E. 上前牙的排列要参考患者的意见

二、思考题

1. 人工牙按材质不同可分为哪几类？

2. 全口义齿人工牙的排列原则有哪些？

（乔　婷）

60

第七章

蜡型的试戴与塑型

案例讨论

【案例】

　　患者，男，38岁。在进行全口义齿试戴时在患者由坐位做正中咬合时，从正面和侧面观察患者中线对称，但是面下1/3伸长，鼻唇沟变浅，上下前牙呈水平开颌，无法达到正常咬合关系。查体：患者上下后牙呈尖尖接触，垂直距离增高。

【讨论】

　　1. 造成这种情况的原因是什么？

　　2. 这种情况应该怎样处理？

扫码"学一学"

第一节　蜡型的试戴

　　由于全口义齿的特殊性，通常在义齿完成前要让患者进行试戴，将已排好人工牙的义齿蜡型戴入患者口腔内进行检查校对，以便发现问题并及时修改，避免造成全口义齿的最终失败。

一、试戴前的准备

　　在将全口义齿蜡型戴入患者口腔前，应先在𬌗架上做好如下准备。

（一）按照排牙与平衡𬌗理论检查其义齿排列情况

　　1. 咬合　是否达到最大面积的尖窝交错接触关系，前伸𬌗及侧方𬌗是否均具备多点接触的平衡𬌗。

　　2. 牙列形态　牙列是否整齐，两侧是否对称协调，覆𬌗、覆盖关系是否合适，后牙是否排列在与牙槽嵴顶连线适当的位置。

　　3. 个别牙排列　每个牙排列的位置是否正确。

（二）修整暂基托

去净人工牙表面的残蜡，将义齿蜡型的周缘用蜡封闭，颈缘成形。暂基托应与模型贴合，在模型上应稳定，边缘伸展适当，表面应光滑整齐，组织面清洗干净，选磨过的牙尖及斜面应磨光。

准备完成后，将义齿蜡型正确放回𬌗架的上下颌模型上，准备在患者口腔内试戴。

考点提示 义齿试戴时检查颌位关系的方法。

二、蜡型戴入口腔后的检查

蜡型戴入口腔后，应从以下几方面进行检查。

（一）检查外观及垂直距离

全口义齿戴入口腔后第一印象很重要，在患者直立位做正中咬合时，医师要从正面和侧面分别观察患者的颜面外形是否自然和谐，中线是否正确，鼻唇沟、口角线是否与其年龄相适宜，丰满度是否适度；患者在颏肌放松的状态下，上下唇是否轻微接触，在患者说话时上下牙有无碰撞声。

（二）检查暂基托是否平稳

将义齿蜡型戴入口腔后，术者可用两手示指交替按压左右两侧牙列𬌗面，检查有无翘动，以判断暂基托与牙槽嵴的密贴程度。

（三）检查颌位关系

患者做咬合动作时，上下牙列对合良好，与𬌗架上一致，反复咬合位置恒定，表明颌位关系正确。检查颌位关系可通过以下方法进行。

1. 扪测颞肌 术者的双手手指分别放在患者的两侧颞部，嘱患者反复做咬合动作，若两侧颞肌收缩有力，且左右肌力一致，说明颌位关系正常；若收缩无力，表明下颌前伸；若左右肌力不一致，说明下颌有倾斜，偏向有力的一侧。

2. 扪测髁突动度 术者双手小指放在患者两侧外耳道中，指腹紧贴外耳道前壁，当患者做咬合动作时，指腹能感觉到髁突向后的冲击力，且左右两侧力度一致，说明颌位关系正常；若冲击力不明显，说明下颌前伸；若冲击力左右不一致，说明下颌有偏斜，偏向冲击力强的一侧。

3. 观察面形 暂基托义齿戴入后，术者应观察患者在自然状态下的侧貌轮廓，以帮助判断下颌有无前伸，特别要注意下颌与面中部的前后位置关系。不正确的颌位关系可能出现下列现象。

（1）下颌后退 如果暂基托义齿试戴时上下前牙呈水平开𬌗，上下后牙呈尖尖接触，垂直距离增高，表明下颌呈后退位。造成这种情况的原因是：在确定颌位关系时，患者下颌处于前伸位，前伸位的蜡堤咬合记录转移至𬌗架上，完成排牙后，患者试戴时，下颌又回到正确的位置。

（2）下颌偏斜 上下牙列中线不一致，一侧后牙呈对刃𬌗或反𬌗，另一侧呈深覆𬌗，表明下颌偏斜。造成这种情况的原因是：在确定颌位关系时，咬合动作偏向一侧，试戴暂基托义齿时，下颌回到正中的位置，与上颌牙列相对呈偏向另一侧的现象；下颌后退时，也常伴有下颌义齿偏斜。

（3）前牙开𬌗　咬合时上下后牙接触，前牙不接触。造成这种情况是因为咬合记录错误，或上𬌗架过程中移动了咬合记录。

（四）检查咬合关系

咬合关系良好是指上下蜡堤记录各部位的高度与口腔相应各部位颌间距离完全一致，咬合时上下牙列𬌗面达到广泛密切接触。良好的咬合关系以正确的颌位关系为基础，其标志如下。

1. 使用咬合纸进行检查　用两段咬合纸分别放于两侧上下牙列之间，嘱患者做正中咬合，咬紧时向外拉咬合纸，如两侧的咬合纸都拉不动，说明两侧的压力均等；如一侧咬合纸易拉出，则该侧上下牙列接触不紧。上下接触紧密的部位𬌗面会染上印迹，印迹的深浅表示接触的紧密程度。以此可判断咬合的接触状况。若各牙的𬌗面均有印迹，表明已达到广泛的接触。

2. 检查翘动　术者将拇指、示指分别放在上颌暂基托前磨牙区的颊侧，嘱患者反复做正中咬合动作，暂基托应平稳，不翘动。如暂基托随咬合动作有前后或左右方向翘动，表明个别部位有早接触。

3. 检查暂基托密合性　患者做正中咬合时，术者可拉开口颊，用镊子或雕刻刀分别插入上下颌人工牙间，上下摇动，暂基托稳定不摇动者，表明暂基托密合，这与建立良好的咬合关系也密切相关。

（五）检查平衡𬌗

嘱患者做前伸、侧方咬合，分别用红蓝两种颜色的咬合纸放于上下牙列之间，红色印记表示下颌向工作侧运动时的上下牙接触情况，蓝色印记表示下颌向平衡侧运动时的上下牙接触情况，观察上下相关人工牙尖是否都能接触。

（六）检查排牙情况

试戴全口义齿蜡型主要从以下方面检查排牙情况。

（1）人造牙的大小、形态、颜色与面型、肤色是否协调，左右是否对称。

（2）上下牙中线是否与面部中线一致。

（3）上前牙切缘连线是否与瞳孔连线相平行。

（4）上唇下显露的切缘是否在 2mm 范围内。

（5）上唇部是否丰满。

（6）下前牙是否过分唇向或舌向移位，下牙弓是否偏颊或偏舌侧。

（七）检查发音情况

前牙的排列情况及唇、腭基托厚度对发音会有一定影响。

（1）前牙的唇舌位置影响唇音（p.b）。

（2）上前牙的长短影响唇齿音（f.v）。

（3）上前牙过分唇移、前牙覆盖过大影响舌齿音（t.h）。

（4）前牙的唇舌位置、腭托前部厚度影响舌腭音（t.d）。

（5）垂直距离过高影响发含"s"的音。

（6）上颌两侧前磨牙偏腭侧影响舌运动；下前牙过分偏舌侧，上前牙舌面或腭托过分光滑等与哨音有关。

（八）检查基托

检查基托边缘是否合适，尤其是上颌后缘、下颌磨牙后垫处；检查基托外形是否影响唇、颊、舌肌的活动。根据后缘可压迫状态，对模型进行后堤区修整。

试戴合适后，将义齿蜡型放回到模型上，进行下一步制作。

第二节　蜡型的塑型

基托组织面的外形已由模型的形态所决定，磨光面的形态要由技师根据要求雕塑成形。蜡型的塑型是技师通过手工雕刻，使蜡型的磨光面形成一定外形，以适应口腔特点和功能要求的一种工艺。全口义齿基托要求组织面与口腔黏膜有广泛紧密的接触，使义齿获得吸附力和大气压力，同时也要求磨光面具有一定外形，并通过磨光面的"仿生"处理，使其形态更接近于自然。

一、蜡型与工作模型的准备

（一）明确基托边缘的伸展范围

一般在排牙前画好的基托边缘线，即为基托边缘的伸展范围。

（二）明确基托的厚度

（1）基托的厚度为 1.5~2mm，接近人工牙处逐渐加厚。

（2）基托边缘、翼颌切迹、磨牙后垫厚度为 2.5~3mm，呈圆钝状。

（3）缓冲区基托可适当加厚，以备缓冲时留有余地。

（4）唇、颊侧基托厚度以试戴时恢复患者唇、颊的丰满度为准，不要随意增减。前牙区牙槽嵴丰满者，唇侧基托可适当薄些；前牙区牙槽嵴吸收多者，可适当加厚基托，以衬托唇部的丰满度，但基托的厚薄要与人工牙的排列相协调。

（三）固定暂基托

将经处理合适的暂基托周缘用蜡密封固定于模型上。注意模型不能浸水，否则蜡型与模型之间会出现缝隙，装盒时石膏进入组织面，使最终的树脂基托与口腔黏膜不贴合，影响义齿固位。

二、蜡型基托的塑型

当义齿承受咀嚼压力时，舌、颊肌会施加于基托磨光面一定力量，这种力量可能是一种机械助力或是一种不良的斥力，因此基托磨光面应形成一定固位形，使其与唇颊肌肉的支持和接触关系协调一致。按照基托固位形的要求，在基托的龈缘和基托边缘之间形成凹面：上颌腭侧向上内，颊侧向上外；下颌舌侧向下内，颊侧向下外（图 7-1）。

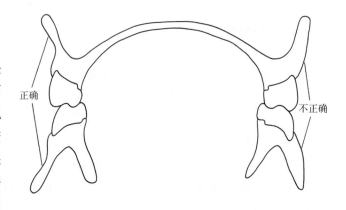

图 7-1　基托外形

三、牙龈、牙根及腭皱襞的塑型

（一）牙龈塑型

前牙的美观除与人工牙本身的形态和排到有关外，还与龈缘的位置、形态有关。在人工牙的唇、颊面上，应雕出与自然牙相似的龈缘线和牙龈外形。为达到完美的雕刻，技师在操作前需要对患者的年龄、性别，以及特殊要求等进行充分了解。

1. 龈缘的位置 龈缘线与牙颈缘线一致，应位于牙冠颈部高低适中的位置以再现与天然牙相似的外形（图7-2）。同一个人工牙，其龈缘位置的高低，可改变牙冠的长宽比例，龈缘的形态、最高点的位置对牙冠的外形美观也有影响。一般情况下，龈缘最高点多在中线略偏远中处，近中龈缘弧度较小，远中龈缘弧度较大。龈缘弧度向最高点收缩明显时，牙呈尖圆形，这种形态多适合于女性患者；龈缘弧度向最高点收缩不明显者呈方圆形，这种形态多适合于男性患者。老年患者牙龈多有萎缩，在雕刻时可适当改变整体龈缘线的高度，使牙冠暴露多些。

2. 龈缘的形态 基托向牙冠颈部近颈缘线0.5mm处形成逐渐变薄的斜坡；龈缘应薄，紧贴牙颈缘；乳头突出适当凹陷，形成外展隙。外展隙可增强牙冠的立体感，但不宜过深，否则易滞留食物。龈乳突的长度及其充满牙间隙的丰满度，也应与患者的年龄相协调。（图7-2）

（二）牙根塑型

在基托的唇、颊侧相当于牙根的部位，顺着每个牙齿的自然趋势，形成微微隆起隐约可见的牙根外形。近牙冠处宽且明显，向根尖方向逐渐变细且不明显。在塑型时应使其似有似无，达到真实的效果，过长或过凸都会显得不自然，也影响磨光效果，甚至可能影响义齿固位。（图7-3）

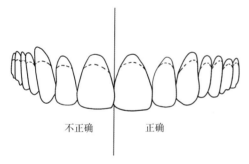

图7-2 龈缘位置与形态

不正确　　正确

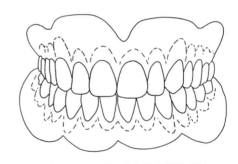

图7-3 牙龈突度的位置和形态

1. 上前牙根 上颌尖牙牙根外形最长，中切牙次之，侧切牙最短。

2. 下前牙根 下颌尖牙牙根外形最长，侧切牙其次，中切牙最短。

3. 前磨牙的牙根外形 不明显。

4. 磨牙牙根外形 短而浅。

（三）腭皱襞的塑型

为了符合生理要求，有利于发音，增加真实感，上颌基托的腭侧可模拟中缝和两侧黏膜不规则的突起，形成腭皱襞（图7-4），并从前向后形成"s"状隆起（图7-5）。

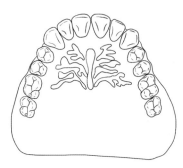

图 7-4　完成的腭皱形态

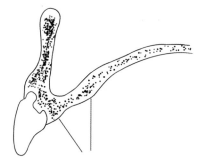

图 7-5　腭侧基托的"s"状隆起

腭皱襞塑型可按个人原来的形态，也可用覆模硅橡胶复制典型的腭皱襞模型，还可采用雕刻成型、滴蜡成型的方法制作。腭皱襞处要注意认真打磨抛光。

四、塑型技术

（一）软化蜡条

在上蜡前将蜡条置入恒温箱内烘软备用，一般温度为 43~47℃，蜡应保持软化、可塑而又不熔化的状态。

蜡条可预先制作，其方法是将碎蜡放入锅内煮化后，倒入有热水的搪瓷盘中，初凝后用刀切成 10cm×6mm×6mm 的蜡条备用；也可将蜡片用电吹风机或酒精灯烘软后，折叠成软蜡条使用。

（二）压蜡

人工牙按要求排好后，用蜡固定，以防止压蜡时移位。取一条烘软的蜡条放在模型上，一手持蜡条，控制压入的蜡量，另一只手将蜡压入牙间隙内，并包住牙颈部，按基托的大小、范围、厚度，按顺序从颊侧、舌侧逐渐压入各牙的间隙内，继而包绕住所有人工牙唇颊和舌腭面的牙颈部。

（三）烫蜡

压蜡完成后，用电蜡匙将基托边缘和牙龈缘封牢，并烫出蜡型磨光面的外形。压、烫方法可相互结合使用。

（四）雕蜡

在压、烫的基础上用雕刻刀去净牙面上的蜡，并精修出基托外形。用尖头雕刻刀雕刻龈缘线时先从龈殆方向开始，使雕刻刀与前牙唇侧牙面呈 60°角，与后牙颊侧牙面呈 45°角，舌侧雕刻刀与舌侧牙面呈 20°角，逐个雕刻，使龈缘线对称、清晰（图 7-6）。用尖头雕刻刀在两牙之间的近远中面及龈殆方向雕出龈乳头和略微内陷的龈外展隙。用蜡勺雕刻出各牙的根部外形。避开唇、颊、舌系带，将基托边缘长短、厚薄修整合适、圆钝，并将牙面及蜡型表面多余的蜡去除干净。雕出基托磨光面的固位形。

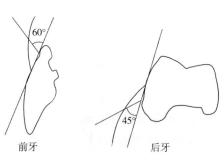

图 7-6　雕刻牙龈线方向和角度

（五）光滑蜡型

用喷灯的尖细火焰将雕刻精修的蜡型表面进行喷光处理，使基托磨光面光滑、自然。

喷光时要注意掌握好火焰的大小、距离和方向，在蜡型表面以较快的速度移动喷过，使其熔而不流，熔后又凝固，形成光滑、自然的磨光面，再用湿润软布擦光即可。火焰的方向，在牙间隙处可从垂直方向喷，在边缘和腭侧可从水平方向喷。

（六）蜡型完成后的检查

将制作完成蜡型的模型再上到殆架上，检查咬合关系，如无改变即可进行下一步操作。

考点提示　在蜡型雕刻过程中牙龈塑型的步骤。

本 章 小 结

本章重点讲述了全口义齿蜡型的试戴以及基托的塑型。在试戴的过程中要注意检查患者面部外观、垂直距离、颌位关系、咬合关系、平衡殆、排牙情况、发音情况以及基托情况，这对全口义齿的戴用起着至关重要的作用。基托的塑型是全口义齿制作过程中至关重要的一部分，包括基托的塑型，牙龈、牙根、腭皱的塑型，良好的义齿的基托塑型及时对口腔全口义齿修复工艺技师的技艺的考验也是全口义齿的固位和稳定以及使用效果的保证。

习　题

扫码"练一练"

一、单项选择题

1. 合适的全口义齿试戴过程中，患者面型外观不应表现（　　）

A. 中线是否正确 　　　　　　　　　B. 鼻唇沟深度适宜

C. 口角线下垂 　　　　　　　　　　D. 上下唇是否轻微接触

E. 颏唇沟深度适宜

2. 全口义齿试戴前应在颌架上进行检查，主要检查哪些内容（　　）

A. 正中殆时是否有广泛紧密的接触 　　B. 前伸以及侧方是否平衡殆

C. 牙列是否对称协调 　　　　　　　　D. 覆殆、覆盖关系是否正常

E. 牙齿颜色和形态是否协调

3. 全口义齿试戴进入患者口腔后正常则咀嚼肌扪诊结果不应是（　　）

A. 双侧颞肌收缩有力且强度一致 　　B. 单侧颞肌收缩有力

C. 双侧咬肌收缩有力且强度一致 　　D. 双侧髁突撞击强度一致

E. 关节区无疼痛

4. 全口义齿试戴过程中出现下颌后退的主要原因是（　　）

A. 确定颌位关系时下颌前伸 　　　　B. 确定颌位关系时下颌后退

C. 确定颌位关系时下颌向左偏斜 　　D. 确定颌位关系时下颌向右偏斜

E. 确定颌位关系时下颌处于正中位置

5. 全口义齿试戴过程中出现下颌向右偏斜的主要原因是（　　）

A. 确定颌位关系时下颌前伸 　　　　B. 确定颌位关系时下颌后退

C. 确定颌位关系时下颌向左偏斜 　　D. 确定颌位关系时下颌向右偏斜

E. 确定颌位关系时下颌处于正中位置

6. 全口义齿试戴过程中出现下颌向左偏斜的主要原因是（　　　）

A. 确定颌位关系时下颌前伸　　　　　　　　B. 确定颌位关系时下颌后退

C. 确定颌位关系时下颌向左偏斜　　　　　　D. 确定颌位关系时下颌向右偏斜

E. 确定颌位关系时下颌处于正中位置

7. 下列关于全口义齿排牙情况说法错误的是（　　　）

A. 人造牙的大小、形态、颜色与面型、肤色是否协调，左右是否对称

B. 上下牙中线是否与面部中线一致

C. 上前牙切缘连线是否与瞳孔连线相平行

D. 上唇下显露的切缘是否在 4mm 范围内

E. 上唇部是否丰满

8. 以下关于基托厚度的说法不正确的是（　　　）

A. 基托的厚度为 1.5~2mm，接近人工牙处逐渐加厚

B. 基托边缘、翼颌切迹、磨牙后垫厚度为 2.5~3mm，呈圆钝状

C. 缓冲区基托可适当加厚，以备缓冲时留有余地

D. 唇、颊侧基托厚度以试戴时恢复患者唇、颊的丰满度为准

E. 基托应尽量做的薄一点以减轻患者的不适感

9. 以下关于牙龈的塑型，下列说法不正确的是（　　　）

A. 龈缘线与牙颈缘线一致

B. 龈缘最高点多在中线略偏远中处，近中龈缘弧度较小，远中龈缘弧度较大

C. 龈缘弧度向最高点收缩明显时，牙呈尖圆形，这种形态多适合于女性患者

D. 龈缘弧度向最高点收缩不明显时，牙呈方圆形，这种形态多适合于女性患者

E. 老年患者牙龈多有萎缩，在雕刻时可适当改变整体龈缘线的高度，使牙冠暴露多些

10. 以下关于牙根的塑型，说法不正确的是（　　　）

A. 上颌尖牙牙根外形最长，中切牙次之，侧切牙最短

B. 下颌尖牙牙根外形最长，中切牙次之，侧切牙最短

C. 前磨牙的牙根外形不明显

D. 磨牙牙根外形短而浅

E. 牙根近牙冠处宽且明显，向根尖方向逐渐变细且不明显

二、简答题

1. 基托对发音有哪些影响？

2. 简述雕蜡的步骤。

（邵建民）

第八章

全口义齿完成

学习目标 ‧‧

1. **掌握** 全口义齿装盒、除蜡、充填树脂、打磨抛光。
2. **熟悉** 树脂充填及聚合中常见问题和原因。
3. **了解** 树脂聚合的其他方法。
4. 具有医学技术人员工作过程的劳动保护意识。

案例讨论 ‧‧

【案例】

全口义齿制作树脂充填、聚合，开盒清理义齿后，发现基托上面出现较多气泡。

【讨论】

1. 树脂聚合后基托出现气泡的原因是什么？
2. 树脂聚合基托较厚处形成大气泡的原因是什么？
3. 树脂聚合后基托表面普遍有气泡的原因是什么？

全口义齿蜡型完成后，需要把蜡基托转换成树脂基托。义齿的完成包括装盒、除蜡、填塞树脂、聚合、义齿清理、磨光、抛光等操作流程。经过这一系列的处理，全口义齿制作即告完成。

第一节 装盒与除蜡

全口义齿蜡型完成后，把蜡基托转换成树脂基托。先用石膏将其包埋固定于型盒中，然后加热去蜡，冲干净蜡型部分后即形成石膏型腔，为充填树脂做好准备。

一、装盒前的准备

装盒的目的是在型盒内形成基托蜡型的阴模型腔，去除蜡型以便充填树脂，经热处理后使树脂成型，从而代替蜡型。

全口义齿的装盒采用反装法（图8-1），也叫分装法，即将石膏模型包埋固定于下层型盒内，暴露人工牙、支架和基托，涂分离剂，装上层型盒，开盒除蜡后，将人工牙、支架

扫码"学一学"

和基托蜡型均被翻到上层盒内，树脂充填在上层型盒内完成。

考点提示 全口义齿的装盒采用反装法，也叫分装法。

（一）选择型盒

型盒的材质可是铜或者铝等金属材料，由上层型盒、下层型盒和型盒盖三部分组成，各部件之间应紧密结合，形成一个空腔。型盒通常分大、中、小三个型号。一般根据模型的大小来选择合适的型盒，要求中切牙切缘或者后牙的殆面距型盒顶部不少于10mm，模型置于型盒内，与型盒边缘应有5~10mm的距离（图8-2）。选择型盒时，一定要注意上下层型盒对合良好，完整无损，如下层型盒有活动底板者，必须要嵌合紧密；型盒的边缘与模型的距离不宜过小，否则模型包埋石膏强度不足，在开盒、去蜡、树脂充填加压等操作时，石膏容易碎裂。

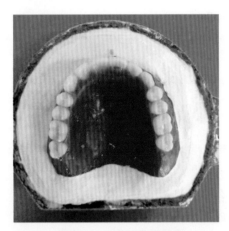 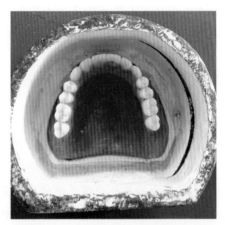

图8-1　反装法装下层盒　　　　图8-2　型盒的深度和宽度合适

（二）模型准备

将完成蜡型的模型从殆架上取下，浸泡在冷水中约5分钟，使其吸足水分，以免装盒时吸收装盒石膏中的水分，加快石膏凝固速度及加大其膨胀，既不利于操作，也会导致装盒包埋不实。另外，检查基托蜡型和模型边缘的封闭性，防止包埋石膏进入基托蜡型组织面和模型之间，影响基托组织面形态的准确性。再者，浸湿后的模型也便于修整。

用石膏模型修整机或石膏切刀将模型上义齿蜡型覆盖区域以外的部分修去，使模型的大小、厚薄与型盒相适应。操作过程中注意用力适当，及时检查模型修整情况，防止将模型磨穿、折断。

二、装盒工艺流程

（一）装下层型盒

装下层型盒是整个装盒过程中的重要部分，直接决定装盒的成败。将调拌好的石膏倒入内壁涂有凡士林的下层型盒中，不要倒满，达型盒的1/2~2/3即可，轻轻震荡型盒，排出石膏中的气泡，将带蜡型的模型按确定的方向和位置压入石膏浆中，调整模型高度和前后左右的位置，使基托蜡型的唇颊侧边缘与下层型盒的边缘平齐或者稍低，上颌义齿要前高后低，以减少倒凹。

扫码"看一看"

装下层型盒时不能形成倒凹，当石膏未完全结固时，边用细水流冲洗，边用手指轻轻抹光包埋石膏表面，使之光滑无倒凹，形成自然流畅的圆缓斜坡面，并用排笔将黏附在蜡型和人工牙表面的石膏去净。如石膏已结固变硬，可用雕刻刀将石膏表面修平。

下层型盒的边缘应完全露出，以便与上层型盒吻合。待石膏凝固（约30分钟）后，在石膏表面均匀涂一层分离剂（藻酸盐分离剂或者肥皂水），防止上下层型盒的石膏相互粘连。

（二）灌注上层型盒

1. 灌注上层型盒方法 下层型盒装好后，将上下层型盒对位关闭，要求上下两层型盒的边缘吻合良好。调拌好石膏灌入上层型盒内，灌满整个上层型盒，并使石膏略微溢出上层型盒，放上上层顶盖使之密合，放压榨器上压紧，洗净型盒周围石膏。

2. 灌注上层型盒时注意事项

（1）石膏不易调拌得过稠，从模型的高点缓慢灌入。

（2）灌入石膏时要轻轻震动型盒以排出气泡，或者将型盒置于振荡器上排出气泡。

（3）为防止牙颈部和牙间隙处产生气泡，可用排笔蘸石膏浆在这些部位先涂布一层石膏。

三、除蜡

蜡型装盒后，需经加热处理，这样才能使蜡熔化去除，为树脂充填准备好石膏阴模腔。这一过程包括烫盒、开盒、冲蜡三个步骤。

（一）烫盒

待上层型盒灌注后约30分钟，包埋石膏完全凝固，此时方可进行烫盒处理。从压榨器上取下型盒，置入80℃以上热水中浸泡5~10分钟，使蜡型在受热后软化，便于打开型盒。注意烫盒时间不可过长，以免使蜡熔化后浸入石膏模型中，影响涂布分离剂。

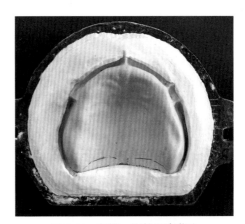

图8-3 去蜡，修整石膏菲边

（二）开盒

从热水中取出型盒，放置于工作台上，用调拌刀在上下层型盒分界处轻轻撬动，分开上下型盒，用雕刻刀去除大块软化蜡（可回收再用），用雕刻刀修整型腔边缘的石膏菲边（图8-3），用水冲洗干净，以免树脂充填时混入石膏碎屑。

考点提示 上层型盒灌注后约30分钟，包埋石膏完全凝固，方可进行烫盒处理。

（三）除蜡

1. 除蜡方法 烫盒去蜡后，为了将余蜡彻底去干净，需将型盒放置于漏网上，进一步用沸水彻底冲洗干净型腔里残余的基托蜡和石膏碎屑（图8-4）。将盛沸水的容器放于高处，用细水流冲洗，使冲蜡的水具有一定的冲击力。

2. 除蜡的注意事项

（1）烫盒时，型盒在热水中的浸泡时间不宜过长，否则蜡熔化后会浸入石膏模型中，影响涂布分离剂，使石膏黏附于基托表面，给义齿的打磨带来困难。型盒浸泡的时间也不宜过短，否则蜡型没有充分软化，分离型盒时易导致包埋石膏及模型的损坏或者支架移位。

（2）开盒时若包埋石膏有部分折断、脱落，切勿丢弃，可冲洗干净，待干燥后用胶水复位固定。

（3）冲蜡时，宜用小而细的沸水冲净残余蜡质，注意勿将人工牙及支架冲洗丢失，如有移位、脱落，应收回并注意保管，待除蜡后再放回原位，必要时应加以固定。

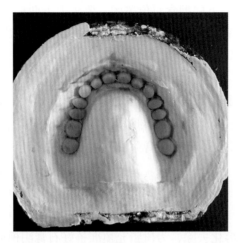 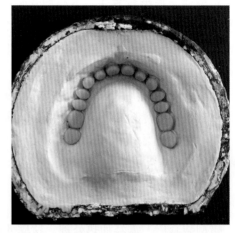

除蜡前　　　　　　　　　　　　　　　　除蜡后

图 8-4　除蜡

第二节　树脂充填和聚合

制作全口义齿所用材料通常为加热固化型义齿基托树脂，由热凝牙托粉和牙托水（又称单体）组成，粉和液按一定比例调和后充填，通过加热固化成型。

一、树脂充填工艺流程

树脂充填是指将调和好的树脂填塞到除蜡后石膏阴模腔的过程。

（一）树脂充填前的准备

1. 准备调拌用品　在树脂充填前要准备好分离剂、热凝基托树脂粉、热凝牙托水、玻璃纸、清水盆、毛巾、调胶用玻璃杯或瓷杯、充填器等，器材和工作台面整洁，工作间通风。型盒经过去净蜡质和模型组织面上的石膏等异物，擦干水分，并用排笔蘸酒精擦洗备用。

2. 涂分离剂　型盒干燥后，用毛笔将上下层型盒内的石膏表面涂一薄层分离剂。涂分离剂时要注意顺一个方向均匀全面涂布，切勿来回涂擦，以免破坏已形成的薄膜；人工牙表面不要涂布，否则会造成人工牙与基托树脂分离，如果不慎涂上，可用酒精棉球或牙托水擦净，涂一遍干燥后依此法再涂第二遍。分离剂可防止石膏与基托树脂粘连，保证树脂基托表面光滑，同时也可以防止树脂充填和热处理时石膏吸收树脂单体，影响树脂聚合。

3. 调拌树脂　取全口义齿所需的适量的基托树脂粉和牙托水，粉与液的调和比例通常为2∶1（重量比）或者3∶1（体积比）。将适量牙托水置于清洁的调杯中，再撒入牙托粉；也可在适量牙托粉中用滴管滴加牙托水，直至牙托粉完全被牙托水润湿，即为合适的比例。用调刀调拌均匀，震荡排出气泡，然后加盖，防止牙托水挥发。注意严格把握粉液比例，防止树脂加热聚合后，基托中出现气泡。

（二）树脂充填的方法

1. 手工充填法　用手指把面团期的牙托粉充填到型腔内，盖上上层型盒和盖子，经油压机数次加压后，并去除菲边，完成充填的方法。具体如下。

（1）树脂充填　在20℃左右室温下，树脂粉和液调和后，经过湿砂期、稀糊期、黏丝期、面团期、橡胶期和硬化期一系列的变化，面团期是最佳的填塞时期，此时树脂没有黏性，可塑性好，树脂充填应该在此期进行。牙托粉和液调拌后大约20分钟达到面团期，面团期约维持5分钟，此时方便充填。洗净双手，取适量树脂，反复揉捏均匀后，填入型腔，细小的部位可用充填器填入。充填的量要比实际需要的量略多些，以免充填不足，但不宜过多，以免造成浪费。充填一定要在面团期内完成。夏天室温高，树脂反应快，很快到达面团期，可操作时间变短，必要时可将树脂团放在冷水中降温，以延长操作时间。冬天室温低，反应缓慢，可将调拌杯放在50℃左右的温水中（水温不易过高），适度加热，促进树脂聚合，缩短其达到面团期的时间。

> **考点提示**　面团期是最佳的填塞时期。

（2）试压　在树脂表面衬一张浸湿的玻璃纸，将上下层型盒对好，关闭型盒后，放在压榨器上缓慢加压，使树脂充满型腔的各个角落，并使多余的树脂溢出。压紧1~2分钟后，打开型盒，去掉玻璃纸，检查树脂充填情况，人工牙有无移位，树脂充填是否足够、到位等。如充填不足，应立即增加树脂，后再次试压；如已足够，则雕刻刀去除多余的部分。

检查树脂充填量足够的标准：树脂致密，颜色较深；型盒周边有多余的树脂被挤出；玻璃纸较平整，皱褶不明显。反之，如树脂疏松、颜色较淡，型盒周边无多余的树脂被挤出，玻璃纸皱褶明显，则表示充填不足。

（3）关盒　试压完成后，去除玻璃纸，分离剂若有脱落，再补涂一次。再次检查人工牙有无丢失，在人工牙的盖嵴部滴少量牙托水使其溶胀。然后封闭上下层型盒。

该法的优点是，因上下型盒能分离，充填简便。该法的缺点是，在充填过程中，因单体的挥发改变了粉液比例，且挥发的单体影响操作者的健康；聚合过程中，未施加压力，基托易产生形变。若无排溢道，义齿增高较多。

2. 机械充填法　用压力设备把面团期的牙托粉压铸到型腔。该法因无需油压机加压，也省略了去除菲边的步骤，所以不会造成单体的挥发，工作环境较好。在聚合过程中，型腔保持一定的压力，聚合精度高。先将牙托粉通过加热变为黏流体，再通过注塑成型机的柱塞，以极大的压力将黏流态的聚甲基丙烯酸甲酯注入型盒内的阴模腔中。由于未加单体，义齿基托由分子量较高的牙托粉直接制成，因此机械强度好，且形态准确性、组织面的适合性均好于常规方法。但是由于此法所需专用设备价格昂贵，使用也不方便，开机一次准备工作较多，时间长，只能适合于一次大批量制作义齿。

二、聚合方法

（一）树脂聚合

树脂聚合是将填塞好的树脂在一定压力下加热处理，使其逐渐聚合固化成型的工艺过程。树脂聚合可采用湿式聚合法（水浴加热法）和干式聚合法两种，目前常采用水浴加热法。

1. 湿式聚合法

（1）将型盒置于室温水中，缓慢加热，在1.5~2小时内匀速升温至100℃，维持0.5~1小时。自然冷却后开盒。此方法最简便。

（2）将水加热到70~75℃，放入型盒，恒温维持1.5小时，然后加热至100℃，维持0.5~1小时。自然冷却后开盒。

（3）将型盒置于70~75℃水中，维持9小时。自然冷却后开盒。此方法使基托性能最好。

2. 干式聚合法

（1）利用压榨机上下加压板中的热源加热使树脂聚合，热源来自电炉丝或电磁加热器。

（2）使用配套的非金属型盒及树脂，在微波炉产生的微波下使树脂聚合。

微波热处理不能使用金属型盒，需要用特制的玻璃钢型盒。用特制的玻璃钢钉将树脂充填后的玻璃钢型盒加压固定，放入微波炉内进行微波照射。先照射基托组织面约2分钟，然后反转型盒，照射另一面约2分钟，然后取出，冷却至室温后开盒。

利用微波热处理的基托树脂，其力学性能与常规水浴热处理法基本相同。微波热处理法具有速度快、基托组织面的适合性好、固化后基托树脂与石膏易分离等优点。

在树脂的湿式聚合中，型盒要彻底没入水中，同时注意控制升温的速度，如升温速度过快、过高，聚合的单体大量蒸发，易使树脂产生气泡，影响基托质量。

（二）其他聚合方法

常见室温聚合，通常泛指以石膏、硅橡胶或琼脂包埋义齿后，用自凝牙托粉和牙托水调拌后灌注型腔，并在室温条件下固化的方法。自凝牙托粉，其粉液混合后，在室温条件下可自然固化，但固化不完善。因此，可将其置于约2个大气压的压力锅内，并达到一定的温度，以加速固化。室温聚合的优点是，聚合过程中不加温，因此义齿的热收缩小，聚合精度高。缺点是加压后基托内仍有小气泡发生，机械性能劣于加热固化型牙托粉，且单体残留较多。

（三）树脂充填及聚合中常见问题和原因

1. 基托内气泡 其原因如下。

（1）散在小泡，多因为树脂填塞不足或充填过早。

（2）基托较厚处形成圆形大气泡，多因为热处理升温过快。

（3）基托表面气泡，多因为单体过多或后填加，调拌不匀。

（4）材料本身性能不佳。

2. 咬合增高 其原因如下。

（1）树脂过硬。

（2）树脂量过多。

（3）装盒所用石膏强度不够。

（4）型盒未压紧。

3. 基托颜色不一　其原因如下。

（1）树脂调拌不均匀。

（2）树脂充填时过硬。

（3）牙托水挥发过快、过多。

（4）手和水盆不干净。

（5）充填时反复多次填塞。

4. 人工牙与基托树脂连接不牢　其原因如下。

（1）上下型盒分别充填树脂，时间过长。

（2）试压后玻璃纸未去净。

（3）人工牙上涂有分离剂。

（4）关盒前人工牙与基托间未加牙托水。

第三节　出盒磨光

全口义齿的树脂材料经聚合固化定型，将其取出后，为了使修复体表面平整光滑，减少口腔异物感，防止食物在修复体上沉积，并防止修复体材料变质，在给患者戴入前，还需进一步打磨、抛光，这样才能形成较为理想的义齿。

扫码"学一学"

一、出盒工艺流程

（一）出盒时间

经过聚合后的型盒在水中自行冷却，水温降至50℃以下时，出盒最适宜。其原因为如下。

（1）型盒在热水中冷却速度较慢，需要时间较长，这样利于树脂中残存的少量游离单体充分释放。

（2）型盒浸泡在50℃的温水中，石膏相对比较松软，更容易出盒。反之型盒干燥后，则石膏变硬，出盒难度增大。

（3）热聚后迅速降温、出盒，基托容易变形，而且温度变化较大产生的应力，会使基托发生龟裂。

考点提示　聚合后的型盒出盒最适宜温度。

（二）出盒方法

（1）打开夹持型盒的型盒架，取下型盒，或者拧开型盒上的螺丝，去掉型盒盖，用调刀插入上下层型盒的缝隙中，轻轻用力分开上下层型盒（图8-5）。

（2）用木锤适当用力敲击下层型盒的底板，将石膏脱出，取下石膏上的型盒底板，上层型盒的石膏直接敲击脱出即可。

（3）用石膏剪、工作刀等工具先剪去周围包埋的石膏，

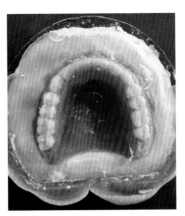

图8-5　树脂聚合后开盒

再慢慢剪去模型。将义齿从石膏块中分离出来。整个操作过程应把握力度，少量分次去除石膏，细心操作，避免损坏义齿。剪除石膏时，使用剪刀要准确判断剪刀所产生分裂力的方向，防止力度过大使基托折断。特别是下颌全口义齿，基托呈马蹄形且体积较小，切忌从后部正中剪，否则义齿基托容易从中部折裂。

（三）义齿清理

先用雕刻刀剔刮义齿表面黏附的石膏，然后将其浸泡于30%柠檬酸钠过饱和溶液中24小时，取出后用清水洗刷干净，去净基托龈缘部位残留的石膏。

二、磨光工艺流程

在口腔工艺技术中，磨光和抛光是必不可少的修复体加工程序。磨光（临床上也称打磨）包括切削和研磨。切削是指用刀状或不规则外形，粒度较粗的各种磨具，修整、磨改修复体表面及其外形，以减小修复体的体积，使修复体具有所设计的基本外形为目的的过程。研磨是指用粒度较细小、外形较精制的磨具对修复体表面不断进行各个方向、不同角度、不同部位的平整，以减少修复体表面粗糙度为目的的过程。抛光是在磨光的基础上，对修复体表面进行光亮化处理。

磨光是全口义齿制作工艺的最后一道工序，需要细致的操作。通过磨光后的全口义齿，磨光面表面平整光滑，具有合理的形态，边缘圆钝，外形美观，组织面无石膏及树脂瘤，具有较高的工艺效果。完成后的全口义齿戴入口腔后感觉舒适，食物不易沉积，同时材料不易变质。

（一）磨光和抛光的工具

全口义齿的磨光和抛光设备可以清除义齿表面的残余物，提高义齿表面光洁度，满足义齿的美观要求和口腔的解剖生理要求。所用工具如下。

1. 技工用微型电机 又称微型技工打磨机。体积小、转速高、切削力强、噪音低、携带方便。可以对义齿进行切削和研磨。

2. 技工打磨机 是技工室的基本设备之一。用于修复体的打磨和抛光。

3. 切削用磨具 主要指用于切割铸道的切割砂片和切削磨头。

4. 研磨抛光用磨头 打磨抛光修复体用的各类磨头、钻针、磨轮、磨片。

（1）钨钢钻针及磨头 主要用于切割树脂类义齿和牙体组织。

（2）金刚砂钻针及磨头 可用于切削牙体组织、金属及树脂类修复体。

（3）刚玉磨头 主要用于树脂的粗磨。

（4）碳化硅磨头 主要用于金属和树脂的粗磨。

（5）抛光毛刷轮 多用于抛光人工牙邻间隙和义齿表面。

（6）毡轮 也称绒轮。可抛光义齿各个部位，尤其是上颌全口义齿或者复杂局部义齿的内表面。一般使用时需配合抛光膏。

（7）橡胶轮 多用于金属、烤瓷牙和复合树脂的抛光。

知识链接

磨光工具

磨光工具包罗了打磨修复体的各类钻针、磨头、磨轮和磨片。

1. 普通钢钻针及磨头 材料为碳素工具钢，一般加工成裂钻、圆钻和倒锥钻。主要用作低速车针。

2. 钨钢钻针及磨头 主要材料成分为碳化钨，它是一种硬质合金。钨钢钻针有裂钻、圆钻和倒锥钻等，也有各种低速用的磨头。

3. 金刚砂钻针及磨头 成分为碳化硅，又叫人造金刚石，硬度仅次于天然金刚石。可制成不同颗粒大小和不同形态的钻针、磨轮、磨片，或粘接做成砂布、砂纸，有时和刚玉一起制成磨具使用。

4. 金刚石钻针及磨头 为碳的结晶体，是最硬的口腔用材料。切削效果非常好，但切削金属和树脂等韧性、塑性较大的材料时易引起表面淤塞，一般只能在冷却水冲刷的条件下切削牙体硬组织、陶瓷等硬而脆的材料，不易加工金属、塑料等韧性较大的材料。

5. 毛刷轮 多用猪鬃或马鬃制作。有多种形状，可以配合各种抛光材料抛光金属和树脂。

6. 毡轮 用毛毡制作，也叫绒轮。硬度大于布轮，多制成轮状或者锥状，可以抛光义齿各个部位。

7. 橡胶轮 分为粗抛光橡胶轮和细抛光橡胶轮。一般配合抛光膏或者抛光糊剂使用。

（二）磨光的方法

树脂基托磨光的基本操作顺序是：粗磨、细磨、抛光。每步都要合理使用相应的工具和材料进行，遵循由粗磨到细磨、先平整后磨光的原则，不能打乱顺序。

1. **粗磨** 粗磨是指用大砂轮、砂石对义齿表面进行平整，磨去基托过长、过厚、菲边以及磨光面过凸之处，以减少其表面粗糙度，使义齿边缘圆钝，具有合理的形态的加工过程。粗磨是磨光的基础步骤。

（1）基托边缘的磨平 先用大砂轮、粗磨头、刚玉磨头等工具将义齿基托较大菲边的、基托过长的部分磨去（图8-6），修整组织面树脂瘤和过大的倒凹。用刀边砂石修出唇、颊、舌系带切迹。再用精修钻、刚玉磨头等将边缘磨平。经粗磨后，基托边缘应圆钝，磨光面向组织面要形成自然过渡，并有一定的厚度，不能形成锐角。

（2）组织面的磨平 组织面一般是口腔黏膜的真实反映，除树脂瘤、尖锐的凸起、残留石膏渣以及需缓冲骨突等处外，一般不应研磨。用裂钻、圆钻、小砂石钻，将组织面上的树脂瘤、尖锐凸起以及石膏残渣等小心磨除，不损伤树脂部分，防止影响基托与口腔黏膜的密合程度。

（3）基托磨光面的磨平 正常填塞树脂聚合后的义齿出盒后，基托磨光面牙颈部、邻间隙、根部隆突及基托的凹面外形大多能保持义齿蜡型的原有光滑度，基本不用再研磨。

如需研磨，也尽量少磨。用细裂钻、小砂石等研磨牙颈部和邻间隙轻轻去除这些部位黏附石膏，注意不磨损树脂和人工牙（图8-7）。

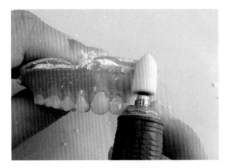
图8-6 去除菲边

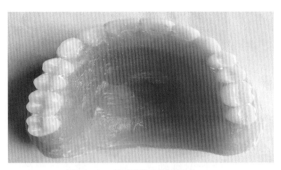
图8-7 基托磨光面磨平

2. 细磨 经过上述对各处进行研磨后，基托已具备基本形态，再用夹轴裹上细纱布或砂纸将整个磨光面轻轻打磨一遍，使其更加平整细致。

3. 抛光 抛光是指对义齿表面进行光亮处理的过程。其目的是为了使义齿表面高度光滑，外形美观，戴入口腔后患者感觉舒适，食物不易沉积，材料不易变质。抛光所用的主要工具是布轮、毛刷轮、毡轮等，配合细石英砂糊剂使用。

（1）颈缘和牙间隙的抛光 用毛刷轮加细石英砂糊剂进行抛光效果较好。毛刷轮软硬度适宜，又富有弹性。

抛光时应注意的内容：①控制抛光轮与义齿之间的压力，使其对义齿表面均匀施压；②及时加入细石英砂糊剂和水，以保持表面湿润，起到降温的作用，防止义齿受热过度变形，同时提高抛光效率；③抛光时要对准牙间隙，尽量保护牙面。

（2）基托磨光面的抛光 用湿毡轮加细石英砂糊剂进行抛光（图8-8）。根据需要选择使用合适型号的步轮。如上颌义齿腭弓过高，舌侧区过窄，布轮不易磨到时，可用绒锥抛光。

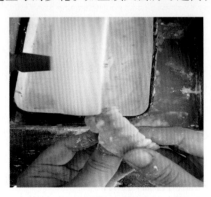
唇颊侧磨光面抛光

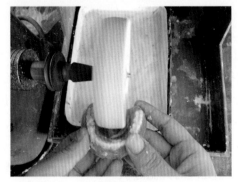
腭侧磨光面抛光

图8-8 基托磨光面抛光

抛光时应注意的内容：①保持毡轮湿润；②及时加入磨光粉糊剂和水；③掌握用力的大小和方向，从不同的角度磨光，防止义齿基托局部变形。

最后，用毛长而柔软的白毛刷加氧化锌糊剂轻轻抛光。抛光时要不停地转动义齿，使表面抛光均匀。结束后，用超声清洗机清洗义齿。清洗后将义齿浸泡在凉水中，防止树脂变色、变形。

4.磨光需注意的问题

（1）选择工作转速快的磨具。因为磨具的工作转速对研磨质量有一定影响，工作转速越快，研磨效率越高，义齿表面磨痕越浅；反之效率低，磨痕深。

（2）选择合适形状的磨头，以提高研磨效率。磨光时磨具与义齿直接接触，其质量直接影响到研磨的效果，质量好、表面形态完整无缺损的磨具可以提高研磨的质量和效率。

（3）遵循研磨顺序。研磨时按由粗到细、由平到光的顺序进行，研磨时要改变方向，使义齿研磨均匀，防止义齿变形。

（4）抛光时两手要拿稳义齿，用力得当，防止义齿被高速旋转的布轮打飞出造成义齿损坏。

（5）抛光时，毛刷、布轮等工具一定要提前润湿，并不断加磨光糊剂和水，防止出现干磨。否则义齿会越磨越粗糙，同时摩擦大量产热，使基托变形。

考点提示　研磨应遵循由粗到细、由平到光的原则。

本 章 小 结

全口义齿蜡型完成后，需要用石膏将其包埋固定于型盒中（反装法装盒），经加热烫盒及冲蜡后即形成石膏阴模腔，在阴模腔内填充加热固化型基托树脂，加热聚合后，人工牙与基托连成一个整体。最后打开型盒，取出石膏及义齿，对义齿进行清理，再进行打磨、抛光处理，使义齿高度光洁。经过以上步骤，全口义齿制作完成。

习 题

扫码"练一练"

单项选择题

1.以下不是用于胶联聚合设备的是（　　）

A.压榨器　　　B.浸蜡器　　　C.冲蜡器　　　D.聚合器　　　E.注塑机

2.加热固化型塑料的填塞应在塑料调和后的（　　）

A.湿砂期　　　B.稀糊期　　　C.黏丝期　　　D.面团期　　　E.橡胶期

3.以下哪种原因和修复体产生气泡无关（　　）

A.单体比例不当　　　　　　　　B.塑料填塞不足

C.热处理时升温过快　　　　　　D.在密闭容器内调拌

E.填塞塑料后加压不足

4.关于石膏模型修整机使用方法不正确的是（　　）

A.石膏模型修整机应固定在有水源及完善下水道的地方

B.安装的高度和方向以便于操作为宜

C.使用前应检查砂轮有无松动、裂痕或破损

D.接通水源并打开电源开关

E.进行干磨时，必须加压

5. 选择型盒时，操作者可根据模型的大小来选择，一般模型距型盒顶至少应有（   ）

A. 0.5cm   B. 1cm   C. 1cm   D. 2cm   E. 2.5cm

6. 调适量石膏倒入下半盒中，不要倒满，达多少即可（   ）

A. 1/3   B. 1/4   C. 1/2~2/3   D. 1/5   E. 3/4

7. 型盒经热处理后在水中自行冷却，水温降至多少度以下时，出盒最适宜（   ）

A. 30°   B. 40°   C. 50°   D. 45°   E. 60°

8. 上半盒灌注后约多久，石膏完全硬固，可进行烫盒（   ）

A. 15min   B. 30min   C. 45min   D. 50min   E. 60min

9. 基托颜色不一的原因不包括（   ）

A. 树脂调拌不均匀   B. 手和水盆不干净

C. 型盒未压紧   D. 牙托水挥发过快过多

E. 充填时反复多次填塞

10. 灌注上半盒时的注意事项不包括（   ）

A. 石膏调拌得勿过稠

B. 注入时要震动型盒以排除气泡

C. 为防止牙颈部产生气泡，可在这个部位用石膏浆涂布一层

D. 石膏浆需要装满上层型盒并稍溢出

E. 石膏浆装满上层型盒的 2/3

（石 娟）

第九章

全口义齿的初戴

学习目标

1. **掌握** 戴牙后对患者的必要指导与义齿的保护；戴牙后常见问题的分析。
2. **熟悉** 义齿初戴的必要检查项目。
3. **了解** 选磨调𬌗的基本方法。

制作完成后的全口义齿，可能在制作的流程中出现一些小的误差，所以在初次戴入患者口内之前，应对义齿进行必要的检查；戴入义齿后还应对义齿进行适当的选磨和调𬌗；初戴完成后，医师还要对患者进行必要的义齿使用的指导，以此来增强患者使用义齿的信心，同时要教会患者在日常的生活中正确地清洁和保护义齿。

第一节　义齿初戴的检查

一、义齿初戴前检查

（一）基托的检查

1.基托组织面的检查 初戴义齿前应仔细检查基托组织面有无凸起的小瘤子，有经验的医生会使用棉签擦拭组织面，如有牵挂出棉纤维的情况，就说明表面粗糙或存在凸起（图9-1）。

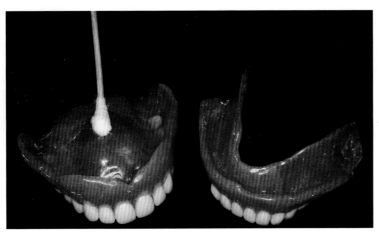

图9-1　检查义齿组织面

扫码"学一学"

扫码"看一看"

2. 基托的厚度 全口义齿基托厚度一般在2mm左右比较适宜，过厚的基托可能妨碍软组织活动，戴入口中使患者异物感强烈；义齿基托过薄将可能导致义齿的折断。义齿基托边缘应保证一定厚度以维持良好的边缘封闭效果，通常边缘厚度保持在2.5~3mm之间。

3. 边缘的长短 过短的基托边缘可能会影响义齿基托面积，减小义齿固位力。但是如果基托边缘过长，除压迫患者的软组织而引起疼痛外，还有可能受到唇颊舌肌肉的运动干扰而使义齿脱位，初戴义齿前应检查有无义齿边缘过长，如有应适当加以磨改。

4. 磨光面的形态 所有义齿磨光面都应凹形朝向牙槽嵴顶方向，以便在患者肌肉运动时辅助义齿固位。如检查发现个别位置凸起，可能不利于义齿固位，应修整凸起部位的外形（图9-2）。

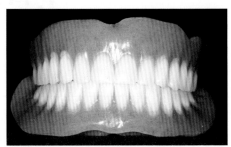

图9-2 检查义齿磨光面外形

5. 唇、颊系带位置检查 应特别观察基托的上下唇、颊系带位置的边缘切迹处有无妨碍系带的运动情况，如让开不足，需要进行磨改，注意磨改的范围，不能破坏义齿的边缘封闭效果。

二、义齿初戴检查

（一）面部外形的检查

戴入义齿后，检查其与患者中线是否一致（图9-3），患者面部丰满度是否合适，切牙切缘与唇缘关系是否合适，患者左右面部对称与否等（图9-4）。

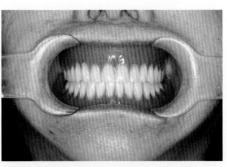

图9-3 检查义齿与患者面部中线是否一致

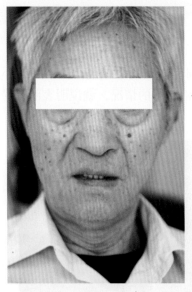 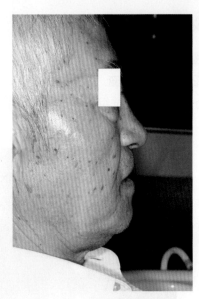

　　　　a. 正面观　　　　　　　　　　　　b. 侧面观

图9-4 检查面部外形

（二）就位过程和固位的检查

初戴全口义齿如果义齿不能顺利就位大多是倒凹部分的原因，磨改时应考虑就位道方向，少量磨改，不能破坏义齿的边缘封闭而影响义齿日后的使用（图9-5）。

当义齿在制作过程中出现印模不准、模型变形、基托过厚或未能做肌功能修整等情况时，可能会导致义齿戴入后固位不佳。

（三）就位后是否平稳

义齿就位后将双手的手指置于义齿两侧前磨牙区殆面，左右交替施压，如有左右方向翘动，则可能是上颌基托组织面在硬区部位未做缓冲或缓冲不足造成的；下颌义齿的翘动则多是下颌隆突区或外斜线等部位组织面缓冲不足造成的（图9-6）。

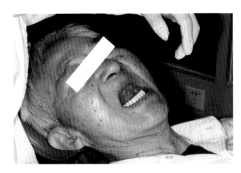
图9-5　检查就位和固位情况

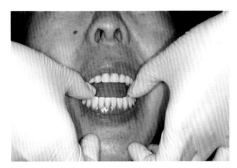
图9-6　检查义齿就位后是否平稳

（四）咬合关系检查

理想的咬合关系是指在牙尖交错殆时，第一磨牙处于中性位置，即上颌第一恒磨牙近中颊尖位于下颌第一磨牙近中颊沟内，在此基础上，应检查有无个别牙的早接触，有无低殆，上下尖牙位置是否正常，是否具备良好的覆殆、覆盖关系（图9-7、图9-8、图9-9）。检查时可使用咬合纸，将之置于上下颌牙列之间，当患者做正中咬合及前伸、侧方咬合时，若出现个别牙尖上的印迹即为咬合高点。个别案例中当牙尖或咬合斜面上出现周围染色而中央部位无染色的情况，应检查咬合纸对应位置，观察是否出现咬合高点将咬合纸咬穿的现象。

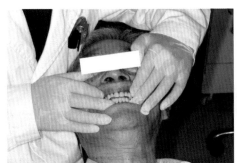
图9-7　检查前牙区咬合关系

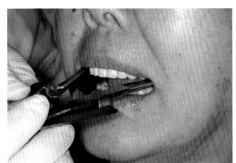
图9-8　咬合纸法检查接触关系

（五）颌位关系的检查

在颌位关系记录的环节中出现的某些问题，如不能及时发现并纠正，很可能会在戴牙时出现在口外对位时义齿咬合良好而戴入口中时出现下颌偏斜，下颌前伸、后退和前牙区开殆的现象。

1. 下颌偏斜　在确定颌位关系的过程中，如果患者下颌偏向左侧，则戴牙时就会出现患者下颌右偏的现

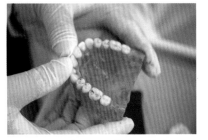
图9-9　咬合纸法检查接触关系

象，注意观察患者的上下中线时，这种问题不难被发现。出现偏颌的情况时，一般的调整难以奏效，通常需要重新制作义齿。

2. 下颌后退 在确定颌位关系的过程中，如果患者做了下颌前伸的动作，则戴牙时就会出现患者下颌后退现象，具体表现为垂直距离增高，前牙区开𬌗。当下颌后退幅度超过了调磨限度时，义齿必须返工重新制作。

扫码"学一学"

第二节　选磨调𬌗

一、选磨调𬌗的意义

国内全口义齿加工制作的实际情况是，大部分的全口义齿都是在普通𬌗架上完成，或者即使在可调节𬌗架上完成，也未正确使用面弓记录患者上颌对应的颞下颌关节位置，还有些未能使用患者的前伸𬌗关系记录来确定𬌗架的髁导斜度。最终结果就是大部分的全口义齿只能按照上下颌牙齿的理想尖窝接触位置来排牙，只能在正中𬌗位取得良好的咬合关系而无法考虑侧方𬌗与前伸𬌗的平衡稳定问题。另外，在全口义齿的装盒、填胶和热处理等环节出现操作失误，也会导致基托变形，人工牙位置移动等情况的出现。

所以，在义齿初戴阶段，进行认真仔细的选磨与调𬌗，确保全口义齿在正中𬌗、侧方𬌗和前伸𬌗状态下，都能取得良好的𬌗平衡关系，是不可或缺的重要步骤。

二、选磨调𬌗的方法

选磨调𬌗（图 9-10）包括正中𬌗的早接触、侧方𬌗的𬌗干扰、前伸𬌗的𬌗干扰。

（一）正中𬌗的早接触

选磨正中𬌗位的早接触点，应注意不要磨改义齿的主功能尖（也称为支持尖），因为改变其高度就会减小义齿的垂直高度。选磨正中𬌗位的高点时，我们一般将咬合纸置于上下牙列间，嘱患者开闭口运动做叩齿，去除咬合纸观察义齿𬌗面，当出现少数牙出现咬合印迹时，提示局部有早接触点，调磨时应避免磨除支持尖，而以磨除其对颌相应边缘嵴或者中央窝为首选方案。每次磨除量不宜过多，应采取少量多次、反复调磨的方式，以免磨除过多造成个别牙咬合空虚的问题。注意每次使用咬合纸之前用棉球将义齿咬合面擦干净，以免唾液影响咬合印迹。

（二）侧方𬌗的𬌗干扰

取得正中𬌗位𬌗平衡后，擦净义齿𬌗面，将咬合纸置于上下颌义齿之间，嘱患者向左和向右滑动下牙至上尖牙牙尖相对，再返回正中𬌗位。磨

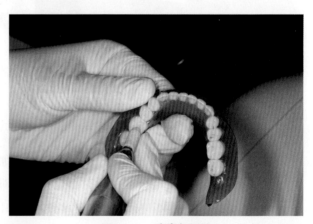

图 9-10　选磨与调𬌗

除留有印迹的少数在支持尖上的干扰点，每次调磨一侧义齿的干扰点，反复测试，少量多次直到所有工作侧与平衡侧对应牙尖均匀接触为止。

（三）前伸殆的殆干扰

嘱患者前伸下颌至上下前牙切牙切嵴相对并做叩齿动作，用咬合纸检查此时患者前后牙咬合情况，如果后牙接触而前牙不接触，在排除前牙切道斜度问题后，可以选磨下颌后牙牙尖的近中斜面和上颌后牙牙尖的远中斜面；如果前牙接触而后牙不接触，则应选磨下颌前牙的唇斜面和上颌前牙的舌斜面，至少达到两侧第二磨牙接触为止。

考点提示 ▶ 选磨调殆的顺序和基本方法。

第三节　戴牙指导与义齿的保护

扫码"学一学"

一、戴牙指导

通常情况下，许多患者因为年龄偏大，口腔条件比较差，长期废用导致咬合肌群张力偏弱，一般对义齿的耐受性和适应性都比较差，所以咀嚼功能的恢复可能需要漫长的过程，所以对初戴全口义齿的患者，应给与一定的戴牙指导。

（一）增强患者戴用义齿的信心

针对初戴义齿产生的异物感、吞咽困难、咀嚼无力、发音不清甚至恶心欲呕等问题，应鼓励患者多戴多用，反复练习，帮助患者树立克服困难信心和勇气。

（二）纠正不良的咬合习惯

长期的牙列缺失患者，日常的生活中可能养成某些不良的咬合习惯，如下颌习惯性前伸或偏侧咀嚼，或者因戴用不合适的旧义齿导致的各种不良习惯，戴用新的义齿时，患者往往难以咬到正中殆位，这样既不利于义齿固位，又影响正常咀嚼功能的发挥。纠正这些不良习惯，可以嘱患者一边做吞咽动作一边做后牙咬合，以达到恢复正中殆位的目的。

（三）进食和保护口腔组织健康的问题

刚佩戴全口义齿，患者往往急切使用义齿进食，但是大部分患者因为长时间牙列缺失，黏膜较薄而耐受能力差，所以并不适合马上使用义齿咀嚼食物。通常采取的方法是先戴义齿只做正中咬合和发音练习，等一周后患者慢慢习惯以后再开始练习咀嚼食物，先从咀嚼小块偏软的食物开始，逐渐过渡到正常食物。

为保护组织健康，每次进食后应将义齿摘下，冲洗干净，最好能用软的牙刷刷洗义齿表面，以免残留的食物残渣积存，刺激口腔黏膜。每天睡前应摘下义齿以利于患者无牙颌承托区组织表面的恢复与休息，利于健康。

二、义齿的保护

义齿每日应使用牙刷刷洗一次，务必彻底清洁义齿各处，有条件时应该进食后即刻冲洗义齿。嘱咐患者清洁义齿时一定小心握持，小心义齿表面湿滑脱落在硬质地面而损坏。清洁干净的义齿应避免放置在干燥空气中，最好准备干净的容器盛清水放置于安全位置，每日取下全口义齿即浸泡于清水中。必要时清水中可放入清洁片后浸泡义齿，早上取出义齿用软刷刷净后用清水冲洗干净戴入口内。

义齿应避免放入沸水和强酸强碱等腐蚀性液体中，否则可能导致义齿变形或树脂材料变性，影响使用。

 考点提示 戴牙指导基本事项。

知识拓展

全口义齿的清洁护理方法

全口义齿在使用过程中如果清洁不到位的话不仅会带来严重的口腔异味，还会引发溃疡以及多种疾病，所以佩戴全口义齿的患者必须要养成饭后刷牙的好习惯，晚上睡觉前应将义齿取下浸泡在冷水当中，切记不要用超过40度的热水浸泡全口义齿，以免引起塑料基托的老化。定期使用义齿清洁片，可防止细菌的滋生，延长义齿的使用寿命。

扫码"学一学"

第四节　修复后常见问题

案例讨论

【案例】

患者，女，69岁，全口义齿戴入后感到下颌牙槽嵴普遍疼痛，戴用较长时间后感到颊部肌肉酸痛，上腭部有烧灼感，检查发现口腔黏膜广泛性发红，无明显溃疡。

【讨论】

1. 何种原因导致患者疼痛？

2. 应如何处理？

一、疼痛

（一）垂直距离过高

患者垂直距离恢复过高除导致义齿重心过高而固位欠佳外，长时间戴用还可能出现双侧牙槽嵴普遍压痛，同时伴有面颊部肌肉酸痛，个别患者还有上腭部烧灼感。观察患者面部，如有患者面下 1/3 距离偏长，患者表情呆板不自然，同时伴有患者说话时上下义齿出现撞击声者，基本可以确定为义齿垂直距离过高的问题。

（二）缓冲区未作缓冲或缓冲不足

若在上颌隆突、上颌结节颊侧、切牙乳突等缓冲区位置缓冲不足或未作缓冲，可能导致局部红肿并产生疼痛，同时还可能出现以某些高点位置为支点的义齿翘动现象。

（三）基托边缘过长过锐或未形成切迹

患者系带处的切迹不够大而造成系带在运动时系带与义齿基托边缘相互干涉，容易磨破黏膜引起溃疡造成疼痛；基托边缘伸展过长或边缘过锐可能造成在移行皱襞等部位软组织红肿与破溃，甚至压紧黏膜至血运不畅形成局部黏膜灰白色。

（四）𬌗力不均匀、𬌗不平衡或有早接触点

因个别人工牙早接触造成的𬌗力分布不均，可能造成局部牙槽嵴顶受压而发生弥散性发红的区域。若红色黏膜区域出现在牙槽嵴的侧面上则可能是在侧方运动时出现个别牙尖干扰导致的。

（五）义齿固位和稳定不佳或排牙位置不对

人工牙排列位置不正确，上颌后牙排列过于偏向颊侧或下颌后牙排列过于偏向舌侧均可引起义齿不稳定；正中颌位如有早接触点或义齿侧方运动时存在𬌗干扰，也会发生固位不好的问题。此时患者张口说话时义齿固位尚可，但咀嚼食物时义齿发生移位，这是义齿不稳定的表现。

（六）患者黏膜过薄

很多患者因牙列缺失时间过长，导致了口腔黏膜废用性退化，厚度和弹性降低，戴入义齿后黏膜无法适应基托的磨擦，也无法适应咬合压力。对于这些患者有必要延长适应训练的时间，同时避免过早咀嚼食物，待患者逐步恢复黏膜质量才可正常戴用义齿。

二、固位欠佳

（一）不运动时义齿松动脱落

戴入义齿后，义齿即使在休息不运动时也会脱落，这种情况可能是义齿的基托边缘过长，未做缓冲或让开不足造成的。个别义齿制作中出现基托与患者黏膜表面不密合的情况；有的义齿因为边缘封闭作用差，这些都可能导致义齿的脱落。

（二）义齿休息时固位尚可，但张口运动时脱落

义齿的基托边缘过长，边缘过厚和磨光面外形过平或者过突，运动时影响唇颊侧肌肉运动可导致义齿脱落；有些患者因为牙列缺失时间过久，舌体肥大，戴入义齿后当舌体运动时二者发生干扰也会导致义齿脱落；当义齿的抗力区未做缓冲或缓冲不足或后堤区处置不当，影响义齿的边缘封闭效果，也有的义齿排牙时将人工牙排于偏颊侧或舌侧，均会导致义齿的脱落。

（三）张口运动时固位尚好，但咀嚼食物时义齿脱落

主要原因是𬌗不平衡，有早接触点，此时因为有牙尖干扰，义齿发生翘动导致义齿脱落；下颌义齿基托的磨牙后垫处基托的边缘伸展过长也可能产生翘动而义齿脱落。有些义齿的脱落是由取颌位关系记录时出现问题或者上下义齿未能平分颌间距离造成的。另外，人工牙排在牙槽嵴顶之外也会导致义齿脱落。

三、咀嚼功能不良

义齿咀嚼功能不好的原因可能是多方面的，当制作的义齿垂直距离恢复过低时，上下颌人工牙间距大，发挥咬合功能差；若人工牙型号过小，或排牙时咬合关系不好，导致的人工牙接触面积小也会影响咀嚼效能；如全口义齿固位不好或因无𬌗平衡导致义齿容易脱位，则可影响义齿咀嚼效能的发挥。另外，如果人工牙设计的不好，牙尖斜度过小且食物溢出道不足，也会导致咀嚼效能差。

四、咬颊咬舌

牙列缺失时间过久，两侧颊肌松弛或舌体变得肥大而造成的咬颊或咬舌情况，通常经过一段时间适应以后会自行改善。排牙时如果后牙区上下颌人工牙排列覆盖过小，或者患者颊脂垫过厚被上颌结节和磨牙后垫处的义齿基托夹住，也会产生咬颊的现象。

考点提示 ▶ 1. 全口义齿修复后的常见问题。
2. 各种常见问题的原因分析。

本 章 小 结

全口义齿制作完成后，初次戴入患者口中，除对义齿本身进行必要检查外，还应对带入后的情况进行全面细致的检查；同时，对于义齿戴入后患者的各种不适应的情况应给予耐心的讲解，增强患者使用义齿的信心，一定要教会患者义齿日常的保护和清洁，防止因其他原因造成义齿损坏。对于戴用义齿后常见的问题，如疼痛、固位不良等，应及时发现问题并分析其产生原因，同时应逐步具备解决这些问题的能力。

习 题

扫码"练一练"

一 单项选择题

1. 当口腔处于休息状态时，上颌全口义齿易松动脱落，最常见的原因是（　　）

A. 基托后缘封闭不好 　　　　　　　　B. 没有𬌗平衡

C. 颊侧边缘伸展过长 　　　　　　　　D. 人工牙排列偏腭侧

E. 有组织倒凹

2. 患者全口义齿戴入后出现磨牙区咬舌现象，最可能的原因是（　　）

A. 上颌人工牙排列过分偏向舌侧 　　　B. 上下颌人工后牙覆盖过小

C. 下颌义齿舌侧基托太厚 　　　　　　D. 磨牙后垫覆盖不足

E. 基托边缘过长

3. 患者戴用全口义齿后，说话及张口时义齿不脱落而咀嚼时脱落，分析原因下列哪项除外（　　）

A. 上颌后牙排列过于偏向颊侧 　　　　B. 上下第二磨牙有早接触点

C. 侧方𬌗不平衡 　　　　　　　　　　D. 基托边缘过长

E. 下颌𬌗平面过高

4. 患者，男，65 岁。全口义齿修复，戴牙 3 天后自述戴牙后下牙床疼痛，检查：下颌牙槽嵴左侧颊面黏膜有一局限性破损，有压痛，触有小骨突，正确的处理是（　　）

A. 磨短相应的义齿边缘 　　　　　　　B. 在相应的组织面缓冲

C. 调整咬合 　　　　　　　　　　　　D. 暂不处理，继续观察

E. 组织面重衬

5. 全口义齿初戴时，用双手交替加压检查，发现上颌义齿左右翘动，最常见的原因是（　　　）

A. 义齿边缘过短　　　　　　　　　B. 牙槽嵴顶有小瘤子

C. 系带附丽接近牙槽嵴顶　　　　　D. 牙槽嵴唇颊侧有倒凹

E. 腭部硬区相应基托组织面未做缓冲

6. 全口义齿戴入后，若垂直距离过高可出现（　　　）

A. 唇颊部软组织凹陷　　　　　　　B. 颊部前突

C. 咀嚼无力　　　　　　　　　　　D. 咀嚼肌酸痛

E. 面下高度不足

7. 全口义齿初戴时，如发现下颌义齿翘动，支点的位置通常在（　　　）

A. 下颌隆突　　　　　　　　　　　B. 磨牙后垫

C. 唇系带　　　　　　　　　　　　D. 牙槽嵴顶

E. 舌系带

8. 咀嚼时上颌全口义齿容易向前翘动的原因是（　　　）

A. 𬌗平面侧倾　　　　　　　　　　B. 𬌗平面前高后低

C. 𬌗平面偏低　　　　　　　　　　D. 𬌗平面前低后高

E. 𬌗平面偏高

9. 下列有关全口义齿调𬌗的注意事项，描述不正确的是（　　　）

A. 避免调𬌗降低垂直距离　　　　　B. 避免将人工牙𬌗面的牙尖和沟窝形态磨除

C. 调𬌗应单颌调磨　　　　　　　　D. 越磨接触点越多

E. 适宜使用大磨头调𬌗

10. 患者全口义齿戴牙后疼痛，经检查发现牙槽嵴上产生连续性压痛点，疼痛不明显，应考虑最可能的原因是（　　　）

A. 正中𬌗有早接触　　　　　　　　B. 基托组织面有倒凹

C. 基托组织面有瘤子　　　　　　　D. 取印模时有托盘压痕

E. 牙槽嵴上有骨突

11. 患者，男，67岁，全口义齿戴入后感到下颌牙槽嵴普遍疼痛，较长时间戴用后感到颊部肌肉酸痛，上腭部有烧灼感，检查发现口腔黏膜广泛性发红，无明显溃疡。正确的处理方法是（　　　）

A. 不做处理，坚持戴用义齿　　　　B. 基托组织面重衬

C. 重排下颌人工牙降低垂直距离　　D. 调𬌗去除正中𬌗早接触

E. 𬌗面加高升高垂直距离

12. 全口义齿初戴时，经常需要选磨，以下原因不正确的是（　　　）

A. 𬌗架不可能完全模拟人类下颌关节的各种运动

B. 义齿制作过程中的每一步均可能产生误差

C. 人工牙𬌗面形态不可能完全符合要求

D. 初戴全口义齿可能下沉不均匀

E. 垂直距离一般过高

13. 全口义齿戴牙时需检查的内容包括（　　　）

A. 咬合关系　　　　　　　　　　　　B. 义齿的稳定和固位

C. 垂直距离及面容的协调　　　　　　D. 发音

E. 以上都是

14. 下列戴牙指导中错误的是（　　　）

A. 增强义齿的使用信心　　　　　　　B. 纠正不良的咬合习惯

C. 可以先练习咀嚼小块食物　　　　　D. 使用时注意保护口腔组织健康

E. 睡觉时将义齿摘下，浸泡于消毒药水中

15. 患者，男，65岁，全口义齿戴用十天后，打哈欠和说话时，义齿易于脱落，可能的原因是（　　　）

A. 基托边缘过短　　　　　　　　　　B. 垂直距离过短

C. 垂直距离过长　　　　　　　　　　D. 系带缓冲不足

E. 存在𬌗干扰

16. 患者，女，68岁，牙列缺失7年，全口义齿修复2周，患者戴用义齿经常出现咬舌现象，原因最可能是（　　　）

A. 患者口腔运动协调能力下降　　　　B. 患者有不良咬合习惯

C. 义齿颌弓过小　　　　　　　　　　D. 舌体因长期缺牙而肥大

E. 以上原因皆有可能

17. 全口义齿初戴时义齿的唇侧边缘部分应该（　　　）

A. 越薄越好，轻巧而舒适　　　　　　B. 越厚越好，固位力强

C. 半圆形且越过唇颊沟　　　　　　　D. 圆形离开唇颊沟

E. 让开唇颊系带位置

18. 制作无误的全口义齿患者做正中咬合时，应该（　　　）

A. 和𬌗架上排牙一致　　　　　　　　B. 上下牙列间有良好的咬合关系

C. 患者无明显不适感　　　　　　　　D. 双侧颞肌动度一致

E. 以上均应达到

19. 患者，男，76岁，戴用全口义齿数周，因疼痛前来复诊，检查发现上下颌全口义齿固位良好，并且患者无明确定位的疼痛点，口腔黏膜也未见明显变化，分析其原因最有可能是（　　　）

A. 垂直距离过小　　　　　　　　　　B. 垂直距离过大

C. 没达到前伸𬌗平衡　　　　　　　　D. 正中𬌗时未取得𬌗平衡

E. 牙槽嵴上有骨尖

20. 患者，男，65岁，全口义齿戴2周后复诊，自诉进食时义齿容易松动，可能的原因是（　　　）

A. 义齿边缘过度伸展　　　　　　　　B. 系带处缓冲不够

C. 垂直距离回复过低　　　　　　　　D. 义齿磨光面抛光不够

E. 咬合不平衡

二 思考题

1. 患者戴用义齿后常见的问题有哪些？

2. 戴牙后通常需给与患者哪些指导？

（吴　非）

第十章

其他种类全口义齿

扫码"看一看"

学习目标

1. **掌握** 金属基托全口义齿的概念和制作要点，种植全口义齿的组成结构。
2. **熟悉** 金属基托全口义齿的特点，种植全口义齿的维护。
3. **了解** 全口义齿的 CAD 设计和 CAM 制作。
4. 具备根据临床实际需求制作合适的全口义齿的能力。
5. 具有对缺牙患者的人文关怀意识。

案例讨论

【案例】

患者，男，65 岁，身体健康，无高血压、心脏病、糖尿病等系统性疾病。全口牙列缺失 6 年，口内塑料基托全口义齿固位不足，下颌牙槽嵴低平，要求更换义齿。

【讨论】

请问如何选择合适的修复方式？

第一节　金属基托全口义齿

扫码"学一学"

制作全口义齿的主要材料是聚甲基丙烯酸甲酯，塑料基托在构造上厚度大对发音有一定影响，质地软容易导致变形，脆性高容易造成折断，另外由于弹性差易造成贴合性不理想。随着金属材质在基托制造过程中的发展，整体的金属铸造基托在全口义齿修复中的应用越来越受关注，在临床上已经取得了重要的治疗成效。

一、金属基托全口义齿的概念和特点

金属基托全口义齿是指上颌腭侧或下颌舌侧的大部分基托为金属，只有唇颊侧基托为树脂的全口义齿。

金属基托与树脂基托相比较，具有以下特点。

（一）金属基托全口义齿修复提高了患者口腔咀嚼能力

金属弹性好，不易变形，基托整体与口腔局部贴合更加紧密。使咀嚼过程中能够恒定地、长久地保持上下颌的齿间尖窝充分结合，加强了上下牙齿的牙尖斜面全面而均衡的接

触，提高了咀嚼能力。

（二）金属基托全口义齿修复可高度抛光，易清洁

金属基托基于金属材料的光滑性，细菌和食物不易附着和吸附，更利于清洁和消毒杀菌，直接降低了口腔炎症的发生率。

（三）金属基托提高患者就诊满意度和康复信心

通过提高基托与口腔贴合紧密性，增加稳固性和支撑力，增加患者对基托的适应性和依从性，从而提高患者的满意度。金属基托的柔韧性和弹性，使患者在修复过程中的行动能力和空间提高，从而增加了患者对修复过程的满意度，也给患者增加信心；同时金属基托具有良好的热传导性，使患者感觉舒适。

（四）金属基托优缺点

1. 优点　解决了塑料基托所存在的脆性大、易软化和老化等问题，避免了折断、变形、变色等问题。

2. 缺点　基托组织面为金属材料，一旦不密合，不便重衬，因此要注意制作工艺及边缘封闭区的处理。

> **考点提示**　金属基托全口义齿的优点。

二、金属基托的制作

通过熔模精密铸造法完成全口义齿金属基托的制作，常用带模铸造法。带模铸造法是在复制成耐火材料的铸造用模型上制作熔模，然后将熔模和模型一起包埋铸造的方法。利用耐火模型材料的膨胀率补偿合金的铸造收缩，同时避免了脱模铸造将模型取下包埋而可能引起的形变，提高了铸件精确度。

（一）处理工作模型

修整工作模型，画出边缘线，填补影响义齿就位的倒凹；在金属基托与树脂连接区用薄蜡片衬垫，衬垫蜡片在牙槽嵴顶厚度为 0.5~1mm，以预留出鞍基网状支架下树脂的空间，使树脂与金属能够牢固连接。然后用蜡刀沿内阶台切除多余蜡片，形成明显的内阶台。为确保铸件后缘与黏膜组织紧密接触，增强固位，防止食物流入，增强边缘封闭效果，可在模型基托后缘处刻深度 1~1.5mm 的切迹，沿此切迹向前约 5mm 的范围内，将石膏轻轻刮去一层，并且越向前刮除的石膏逐渐减少，以此形成后堤区。为了防止干燥的模型在复制时排放气体，或在复制过程中吸收琼脂印模材料中的水分，或与复制材料粘连，从而影响复制印模的准确性，需要在 35℃温水中浸泡模型 5~10 分钟。

（二）翻制琼脂阴模

1. 选择大小合适的琼脂复制型盒　要求模型应位于复制型盒的中间，四周留有一定空间，以确保琼脂印模胶的厚度。也可用普通型盒代替。

2. 溶解琼脂印模材　将琼脂切碎放入水浴锅内隔水加热，待全部溶化后，停止加温，琼脂温度降至 50~55℃即可使用。

3. 翻印琼脂印模　将型盒放于振荡器上，将溶解后的琼脂从一侧徐徐灌注入型盒中，灌满为止，切勿过快，以免形成气泡。

4.冷却　琼脂印模材料的冷却方法有两种：一种为灌注后室温下冷却 20 分钟，将型盒置于水位位于型盒的下 1/3 的冷水中，20 分钟后再将整个型盒放于冷水中，再 20 分钟后待琼脂完全凝胶后取出。另一种为，较低室温时的自然凝固法，1 小时左右可以达到完全凝胶。

（三）灌注耐火材料模型

获得能在其上制作蜡型并能在高温下带模型铸造的工作模型。主要采用的是磷酸盐模型材料。按厂家提供的粉水比例调拌，注意按同一方向调拌均匀，在 30~60 秒内完成调拌后，在流动状态下迅速灌入琼脂阴模，同时注意排空气泡。脱模后将模型放于密闭容器中，低温保存备用。

（四）制作熔模

将工作模型上的设计方案复画在耐火模型上。全口义齿基托熔模多采用成品熔模件成形法，对需连接的部位采用滴蜡法使之熔合成一体。检查整个熔模连接处是否熔接完好，修饰表面。

（五）安放铸道

全口义齿基托熔模铸道可选择扇形铸道的形式，安插方法采用垂直插法或侧插法。垂直插法即铸道安插在熔模的后方，与熔模呈垂直的关系。侧插法即在熔模的侧方设置铸道，然后形成 S 形转弯，接于铸道口。

（六）后续工序

包括熔模包埋、焙烧、铸造、喷砂、打磨、抛光等工序，与局部可摘义齿支架相同。全口义齿金属基托完成后，在口内试戴，检查其与黏膜的密贴情况。

考点提示　金属基托全口义齿基托制作的步骤。

 知识拓展

纯钛基托全口义齿

纯钛以其优良的生物相容性、耐腐蚀性和机械性能等优点，被认为是最理想的修复材料之一。随着精密铸造技术和材料的不断发展，铸件的精密度得到了较大提高，纯钛铸造基托有良好的精密度，也开始逐渐应用于全口义齿制作中。与传统塑胶基托和钴铬合金基托相比具明显优点，包括就位顺利、调改少、轻便舒适、异物感小、生物相容性好、患者满意度高，且义齿性口炎的发生率也较低。由于纯钛金属基托全口义齿对温度传导性好，患者能准确感知食物的温度，义齿使用舒适性得以提高。但是纯钛基托制作的全口义齿在完成后，可调性低，并且纯钛还具有熔点高，在高温下易氧化等缺点，在铸造操作方面也较难掌握，因此在临床上应用也应注意掌握适应证及制作要点。纯钛基托全口义齿临床应用前景广阔，在以后临床工作中会更加广泛的应用。

扫码"学一学"

第二节 种植全口义齿

　　种植义齿是由牙种植体及其支持的上部结构组成的修复体。它是用金属等人工材料制成人工牙根，以手术方式植入缺牙区颌骨内，经过一段时间，人工牙根就会与周围骨组织发生骨性结合；然后利用该人工牙根作为支持，在其上通过一些特殊的连接装置与义齿连接，使义齿获得固位和支持。植入颌骨内的人工牙根称为牙种植体，又称下部结构；其上的连接装置及义齿部分称上部结构。种植全口义齿是在无牙颌的上颌或下颌的几个位置植入牙种植体，再在其上制作的全口义齿。包括全颌固定式种植义齿和全颌覆盖式种植义齿。全颌固定式种植义齿是借助粘固剂或固定装置将上部结构固定于种植体的基台上的全颌种植义齿。患者不能自行取戴。全颌覆盖式种植义齿的上部结构通过附着体与基台相连，覆盖在基台和黏膜上，义齿所受颌力由种植体独立承担或由种植体与基托下黏膜、骨组织共同承担，附着体提供义齿的固位和稳定，患者可以自行摘戴的活动义齿。本节主要介绍此种修复体。

一、种植全口义齿组成结构

　　目前，常规应用于临床的种植体为骨内根形种植体。除了种植体本身，还有一些辅助构件：基台、覆盖螺丝、愈合帽、转移杆、卫生帽、替代体等。

　　全颌覆盖式种植义齿，其种植体的上部结构与基台间主要是通过附着体形式连接。附着体由两部分组成。一部分连接于种植体上，为阳性部分；另一部分位于义齿的组织面，为阴性部分。当两部分相互配合时，即可为覆盖义齿提供固位力。连接的形式主要有球帽式连接、杆卡式连接、套筒冠式连接和磁性连接。

知识拓展

组合构件

　　全颌覆盖式种植义齿的种植体上覆盖有患者可自行摘戴的全口义齿。种植体与义齿之间是通过各种附着方式的组合构件相连接。组合构件其中的一部分是固定于种植体之上，另一部分则是固定于义齿基托的组织面内。二者之间依靠摩擦、弹性卡抱、锁扣等形式的机械式附着，或是磁性附着而产生固位。种植覆盖义齿既能通过植入颌骨内的人工种植牙获得支持，从而减少基托的面积，使患者在戴用义齿时更加舒适；又能达到良好的固位和稳定，恢复患者的咀嚼功能，咀嚼的同时种植牙又能将𬌗力传导到颌骨上，对骨组织的形成有一定的影响，可延缓牙槽嵴的萎缩和吸收。

（一）球帽式连接

1. 球形连接　球形连接是由固定在种植体上的球形固位体、安装在义齿组织面内的金属帽和帽内的固位环三部分组成。义齿就位时，球固位体穿过具有弹性的固位环，通过球与固位环的卡抱作用而获得机械固位。

2. Locator 连接　Locator 基台是近年来新出现的弹性半精密种植覆盖义齿附着体，类似于天然牙覆盖义齿中的太极扣，由覆盖义齿基托内的高密度尼龙阳性部件和种植体上部阴性部件组成，体积小巧，易于更换。

（二）杆卡式连接

杆卡式连接是由金属杆将两个或两个以上的种植体基台连接在一起作为附着体的阳性结构，可与位于覆盖义齿基托组织面内的卡式阴性结构相配合使用。通　过杆卡之间的摩擦力和机械力为覆盖义齿提供固位和稳定。根据杆的横截面形态可分为圆杆、卵圆形杆和矩形杆。此种连接有良好的固位、支持、稳定作用，生物力学相容性较好，因此是临床应用最广泛的一种形式。

（三）套筒冠式连接

套筒冠式连接是由内外冠组成的连接形式，内冠粘固在基台上，外冠固定于种植覆盖义齿基托的相应组织面内，利用内外冠之间的摩擦力固位。

（四）磁性连接

磁性连接由嵌入在基台或粘固于基台顶端的软磁合金衔铁和位于覆盖义齿基托组织内的永磁体组成，利用磁力增加覆盖义齿的固位。磁性附着体是一个非刚性的固位装置，可以有水平方向的移动。当义齿受到侧向力作用时，可以缓解施加于种植体上的侧向力。但是磁性附着体在侧向力作用下固位力明显降低，所以在覆盖义齿咬合调整时应减小侧向力，使义齿获得侧向运动的稳定性，减少覆𬌗、覆盖，以到达前伸𬌗和侧方𬌗的平衡。

> **考点提示** 全颌覆盖式种植义齿附着体连接的形式。

二、种植全口义齿的维护

全颌覆盖种植义齿的维护需要注意以下几个方面。

1. 口腔卫生维护　应教会患者清洁维护方法，定期复查，监督检查。

2. 固位力减弱　定期更换球帽附着体帽内橡胶圈，使双侧末端牙槽嵴与种植体均匀受力，保证固位和缓冲作用。对于 Locator 附着体，需要定期检查更换尼龙帽防止老化。

3. 组织面不贴合　定期检查和重衬，可预防种植体的应力集中。

4. 咬合磨耗不均　临床调𬌗时应注意减少侧向咬合力，不能有𬌗创伤和𬌗障碍。

5. 义齿折断　主要原因是金属部件设计不当，𬌗力过大所致。可进行修理或重做。

6. 种植体周围炎　主要原因包括缺少附着龈，患者口腔卫生问题，义齿本身设计和制作问题，骨吸收问题等。需要临床医生进行牙周维护治疗和局部消炎，亦可进行修理，必要时重做。

知识拓展

全颌固定式种植义齿

全颌固定式种植义齿是由数颗种植体所支持的固定桥，患者不能自行取戴，需定期由医师进行修复体的拆卸和清洁维护。全颌固定式种植义齿虽然美观性方面可能较活动全口义齿差，但固位、稳定性、咀嚼功能和舒适感均好。它的适应证总结如下：①上下颌弓的形态、大小和位置关系比较一致，没有太大的差距；②颌间距离较小，无牙颌的牙槽嵴较为丰满，不需要使用义齿基托的唇侧翼来恢复唇的丰满度；③颌间距离较大，牙槽嵴的高度或宽度不十分充足，但在牙槽嵴上较为关键的位点允许植入4~6颗种植体；④全身健康状况及经济条件可以耐受复杂的种植手术及高额修复费用者。固定式种植义齿的应用解决了患者义齿固位差的问题，提高了患者的咀嚼效能，但为了保证下颌种植固定总义齿的长期成功率，在种植义齿修复设计时必须慎用悬臂梁、考虑种植义齿的合理分布及保证上部修复体完全被动就位。

扫码"学一学"

第三节　CAD/CAM 技术在全口义齿中的应用

CAD/CAM 是计算机辅助设计（computer aided design，CAD）和计算机辅助制作（computer aided manufacture，CAM）的简称，它是将光电子技术、微机信息处理及数控机械加工技术结合起来，用于制作人工冠、桥、可摘义齿、全口义齿的一门新兴的口腔修复工艺技术。

考点提示　CAD/CAM 技术。

一、全口义齿的 CAD 设计

CAD/CAM 系统在较短时间内能为患者提供优良的修复体，节省了义齿制作的繁琐工艺过程，节约了时间，因而该项技术受到口腔医学界和患者的欢迎和关注。

用 CAD 软件设计义齿造型的步骤如下。

（一）去除组织面以外的义齿部分

采用 CAD 软件，去除人工牙，仅保留基托。

（二）排列人工牙

预先用 CT 扫描成品人工牙，再用 CAD 软件排列人工牙。任何一种人工牙都能用于扫描和数据信息的储存。使用频度较高的人工牙预先导入软件，分好前后牙，按理想的咬合关系预先组合，可以节省排牙所需时间。

（三）基托磨光面的成型

用软件雕刻基托磨光面形态，由此完成义齿的外形设计。

二、全口义齿的 CAM 制作

用数据和快速成形技术制作基托。其原理是通过光造型打印，由光固化树脂演变为基托，再把人工牙嵌入基托，完成试戴义齿。还可以采用切削蜡块的方式，制作试戴义齿。义齿蜡型的最大好处是可以在临床试戴时修改人工牙的排列。

目前，全口义齿修复的临床和技工操作仅实现了部分数字化，如扫描功能性印模和模型；3D 激光打印数字化个别托盘；扫描模型和蜡堤，形成虚拟模型和虚拟上下颌关系；设置虚拟𬌗架；计算机选择人工牙形态；虚拟排牙；CAD/CAM 切削丙烯酸树脂块或蜡块，制作全口义齿基托。现行的商用数字化全口义齿制作系统，尚有许多制作环节有待改进，如数字化确定垂直距离和咬合关系；评估唇部肌肉的支持作用；计算机选择人工牙颜色；数字化修饰全口义齿基托颜色；数字化确定上颌前牙的切缘位置；建立下颌咬合平面；虚拟设计全口义齿过程中的患者参与；材料费和技工加工费较高。

 知识拓展

CAD/CAM 系统特点

虚拟印模和模型提高了患者和技工的舒适度，虚拟模型便于储存、整理和远程交流。CAD/CAM 系统大大提高了修复的效率，减少了患者的就诊时间，减轻了技师加工修复体的劳动强度。相对于传统义齿加工方法而言，CAD/CAM 系统制作的修复体质量好，可重复性强，CAD/CAM 系统在世界范围内得到越来越广泛的应用。

本 章 小 结

其他各种种类的全口义齿是对传统全口义齿的有益补充和改进，有各自的特点和适应证。需要掌握金属基托全口义齿的概念、制作要点和种植全口义齿的组成结构。熟悉金属基托全口义齿的特点，以及种植全口义齿的维护。随着科技的发展和数字化技术的普及与进步，全口义齿的数字化设计和制作工艺逐步完善，利用 CAD/CAM 技术制作全口义齿可以大大改善传统全口义齿制作方法上的缺点。但是，目前国内外对于 CAD/CAM 系统在全口义齿方面的应用相对滞后。迫切需要加大数字化全口义齿的基础研究和临床试验，它对个性化的无牙颌患者的护理、口腔医学教研和口腔公共卫生将产生深远的影响。

习 题

一、单项选择题

1. 下列不是金属基托全口义齿优点的是（　　　）

A. 提高咀嚼能力　　　　　　　　B. 增加脆性

C. 容易清洁　　　　　　　　　　D. 提高舒适度和康复信心

E. 强度高

扫码"练一练"

2. 金属基托全口义齿的制作流程不包括（　　　　）

A. 工作模型的处理

B. 翻制琼脂阴模

C. 灌注耐火材料模型

D. 制作熔模

E. 弯制钢丝

3. 全颌覆盖式种植义齿附着体的连接方式不包括（　　　　）

A. 球帽式连接

B. 杆卡式连接

C. 套筒冠式连接

D. 磁性连接

E. 刚性连接

4. 以下为种植全口义齿的特点，除了（　　　　）

A. 价格较贵

B. 制作过程复杂

C. 适用于牙槽嵴低平的患者

D. 固位好

E. 咀嚼效率不佳

5. 选择种植全口义齿，一般不必考虑患者的（　　　　）

A. 脸型

B. 颌弓关系

C. 颌骨的骨量

D. 颌骨骨密度

E. 全身情况

6. 全颌覆盖种植义齿的维护不包括以下哪些内容（　　　　）

A. 口腔卫生检查和维护

B. 固位力检查

C. 组织面贴合度检查，必要时进行重衬

D. 咬合检查

E. 患者的舒适度

7. 适合选择种植全口义齿修复的是（　　　　）

A. 无牙颌牙槽嵴严重吸收呈刀刃状

B. 夜磨牙患者

C. 严重冠心病患者

D. 缺牙区骨密度低

E. 糖尿病患者

8. 下列情况不宜做种植义齿修复的是（　　　　）

A. 后牙游离缺失，牙槽嵴丰满，颌间距离过低

B. 个别牙缺失，缺隙区牙槽嵴正常

C. 全口牙列缺失，牙槽嵴中度吸收

D. 牙缺失伴颌骨缺损

E. 上前牙缺失，美观需求高

9. 若患者上颌牙槽嵴低平，多次修复义齿固位差，但患者身体和经济状况良好，应选用哪种修复方法（　　　　）

A. 采用全口义齿修复，通过形成良好的磨光面外形增加固位

B. 采用种植体固位的覆盖义齿

C. 采用种植体固位的套筒冠义齿修复

D. 行唇颊沟加深术和牙槽嵴重建术后进行全口义齿修复

E. 采用种植全口义齿修复

10. 如果患者选择可摘式种植全口义齿，治疗计划中首先考虑做什么（　　　　）

A. 做一副新的全口义齿

B. 照 CT 片

C. 立即预约种植手术

D. 旧义齿加高咬合

E. 旧义齿重衬

11. CAD/CAM 系统制作的全口义齿的特点不包括（　　　）

A. 质量好 　　　　　　　　　　　　B. 可重复性强

C. 临床和技工室操作简单 　　　　　D. 价格较高

E. 节省时间

二、思考题

1. 简述金属基托全口义齿的优点？

2. 简述金属基托全口义齿的制作流程？

3. 全颌覆盖式种植义齿附着体连接的形式有哪几种？

4. 一名男性患者，年龄 65 岁，主诉全口牙齿缺失 10 年，曾有全口义齿修复但一年前开始固位不好，求固定全口义齿修复。既往体健，血压、血糖正常，无系统性疾病病史。X 线及临床检查发现上颌牙槽骨丰满度尚可，下颌牙槽嵴低平，请酌情设计修复方案。

（杜　娟）

第十一章

实训指导

扫码"看一看"

扫码"学一学"

实训一 牙列缺失模型设计

一、目的与要求

掌握 模型设计方法和步骤。

二、实训内容

无牙颌模型设计。

三、实训器材

1. **器械** 雕刻刀、蜡勺、酒精灯、红蓝铅笔。
2. **材料** 无牙颌模型、红蜡片。

四、实训步骤

（一）确定基托范围

用红蓝铅笔按要求描画出基托范围（图11-1）。

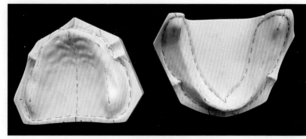

图 11-1　确定基托范围

（二）记录标志线

在模型上记录制作𬌗托及义齿时所要参照的标志线——牙槽嵴顶线（可分为前牙区牙槽嵴顶线和后牙区牙槽嵴顶线），并将其延伸至模型侧面。前牙区牙槽嵴顶线：确定正中部及左右两侧的尖牙的位置，并用直线连接。后牙区牙槽嵴顶线：确定正中部及左右两侧第一磨牙的位置，并用直线连接（图 11-2）。

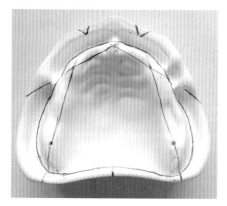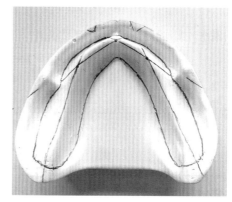

图 11-2　记录标志线

（三）明确需缓冲的区域

上颌硬区、下颌隆突、下颌舌骨嵴、牙槽隆起的尖锐处、颏孔及切牙孔、锐利的牙槽嵴顶、增生组织、未愈合的拔牙创口等处需要加蜡进行缓冲。

（四）制作后堤区

自腭小凹后 2mm 与两侧翼上颌切迹画一连线，用雕刻刀刻一浅沟，深 1~2mm，在向前 2mm 的范围内刮除石膏，成斜坡状，形成后堤区（图 11-3）。

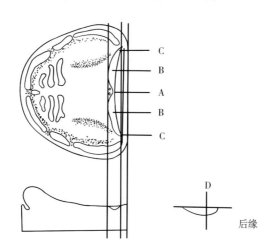

图 11-3　后堤区示意图

A. 正中，0.5~1m，宽度 1.5~2m；B. 两侧，深度 1~1.5mm，宽度 2.5~3mm；

C. 交界，自然移行；D. 最深处，在后 1/3 处

扫码"学一学"

实训二　蜡堤制作

一、目的与要求

掌握　蜡堤的制作方法和要求。

二、实训内容

蜡堤的制作。

三、实训器材

1.**器械**　雕刻刀、蜡勺、𬌗平面板、酒精灯、红蓝铅笔。
2.**材料**　无牙颌模型、红蜡片（光固化树脂基托片）。

四、实训步骤

（一）制作蜡基托（光固化基托）

模型浸水备用。取红蜡片在酒精灯上均匀烘软或裁取相应大小的光固化树脂放在模型上，轻压使之与模型密贴，用雕刻刀沿基托边缘线修去多余蜡片或光固化树脂，用蜡刀烫圆蜡的边缘或用磨头修整基托边缘。

（二）制作蜡堤

1.**上颌蜡堤**　取一片红蜡片烘软后横向反复折叠或翻卷，形成长蜡条，使之宽8~10mm，弯成与颌弓适应的马蹄形，放在蜡基托牙槽嵴顶上，加蜡使之与蜡基托连接牢固。用𬌗平面板形成𬌗平面，标记出中线；修去多余蜡，使蜡𬌗堤宽度为前牙区5~7mm，后牙区8~10mm；并在两侧蜡𬌗堤后牙区分别形成两条不平行的"V"形沟（图11-4）。

2.**下颌蜡堤**　取一片红蜡片烘软后横向反复折叠或翻卷，形成长蜡条，使之宽8~10mm，弯成与颌弓适应的马蹄形，放在蜡基托牙槽嵴顶上，烫软与蜡基托连接牢固。用𬌗平面板形成𬌗平面，标记出中线；修去多余蜡，使蜡𬌗堤宽度为前牙区5~7mm，后牙区8~10mm；并在两侧蜡𬌗堤后牙区分别形成两条不平行的"V"形沟。

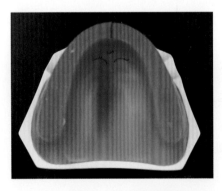

图 11-4　上颌蜡堤制作

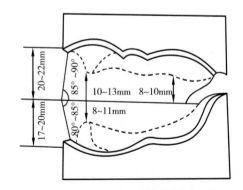

图 11-5　上下颌蜡堤制作标准

下颌后牙区的高度决定了前牙区的高度，并延伸至磨牙后垫高度的 1/2 处（图 11-5）。

3. 将上下颌蜡堤烫牢边缘，使边缘圆钝、光滑、饱满（图 11-6）。

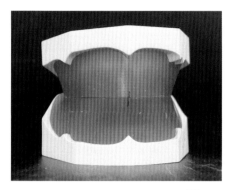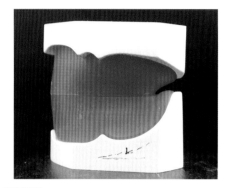

图 11-6 上下颌蜡堤

知识拓展

采用光固化树脂片制作个别托盘（图 11-7）。

实验步骤：

1. 描记个别托盘基托位置，一般比蜡堤长度短约 2mm。

2. 填补倒凹，牙槽嵴顶衬薄蜡片。

3. 上下颌颊侧，下颌舌下肉阜处边缘加厚 1~2mm。

4. 光固化后修整边缘。

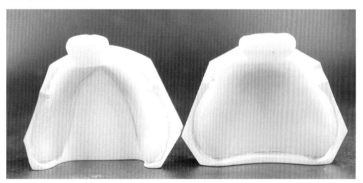

图 11-7 上下颌个别托盘制作

实训三 确定颌位关系、上𬌗架

扫码"学一学"

一、目的与要求

掌握 确定颌位关系的方法及步骤；上𬌗架的方法和步骤。

二、实训内容

1. 颌位关系的确定。
2. 上𬌗架。

三、实训器材

1. 器械　调刀、镊子、橡皮碗、𬌗架、酒精灯、技工用微型电机
2. 材料　订书钉、石膏。

四、实训方法

（一）模型准备

将上下无牙颌模型背面均用技工用微型电机磨出几条深约 1.5mm 的刻痕，以便上𬌗架时能固位。

（二）校对正中𬌗关系

上下颌对准后，标记四条标志线：唇高线、唇低线、中线、口角线（图 11-8）。

1. 中线　中线是通过面部正中的假想线，标志着上下颌中切牙近中的位置。

2. 口角线　嘴唇合拢时口角的位置，是上颌尖牙远中的标志。再则，以鼻翼的宽度为标志，鼻翼的宽度线大体与尖牙牙尖的位置一致。总之，口角线是确定前牙区人工牙宽度的参考依据。

3. 唇高线与唇低线　唇高线与唇低线是在咬合状态下，张开口唇时上唇下缘与下唇上缘的标志线，也是在谈话时外露的部分。可作为选择牙区人工牙长度的参考依据。

（三）固定上下颌蜡𬌗托

取 4 枚订书钉加热后分别插入后牙区蜡𬌗堤颊侧，固定上下𬌗托（图 11-9）。

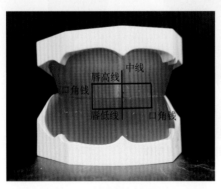　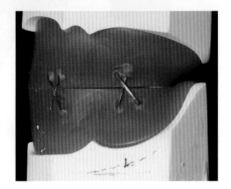

图 11-8　刻画标志线　　　　　　　　图 11-9　固定上下𬌗托

（四）上𬌗架

模型湿水，以便与石膏结合固位；调节𬌗架高度；调拌石膏，用石膏固定模型（图 11-10）。

（五）注意事项

在石膏尚未凝固前用调刀刮除模型周围多余的固定石膏，并用水抹光；石膏仅包埋模型的底部和侧面，不能进入工作区，以免影响以后的操作；固定上颌模型时，应使上颌体与升降螺丝顶部保持接触，以免升高咬合。

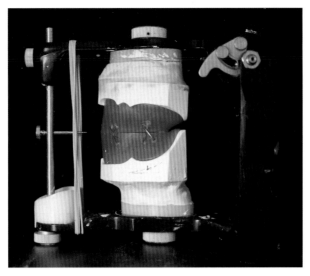

图 11-10 上殆架

扫码"学一学"

实训四 上下颌前牙排列

一、目的与要求

1. **掌握** 全口义齿排列人工前牙的基本原则和方法。
2. **了解** 选择人工前牙的原则和要求。

二、实训内容

选择、排列人工前牙。

三、实训器材

1. **器械** 仿生头模、台式电钻、蜡勺、蜡型雕刻刀、酒精灯、喷灯、玻璃板。
2. **材料** 人工前牙、红蜡片、咬合纸。

四、实训方法

（一）人工前牙的选择

大小即长度以颌间距离、唇高线、唇低线为依据，宽度以颌弓宽度大小，口角线等为依据。人工前牙（图 11-11）形态应参照面形，与面形倒置，颜色应根据患者年龄、皮肤颜色选择，此外应考虑性别等。

（二）人工前牙的排列

1. **上颌前牙的排列** 在上下颌模型上均匀涂布海藻酸钠分离剂，以正中线为依据，在上颌蜡堤唇侧，相当于两侧中切牙的位置上，用热蜡匙去除适当的蜡，然后将两侧中切牙正确位置排列，此时应注意：二中切牙的近中面与正中线相一致，颈部靠近上颌牙槽嵴顶，切缘在殆平面上并位于下颌牙槽嵴顶的唇侧，如颌间距离较小，牙颈部已与模型接触而妨

105

碍排牙时，可用小磨石将牙颈部稍稍磨短。按同样方法排列上颌侧切牙和尖牙，排好后应仔细检查前牙弓的弧度是否整齐一致，中线是否正确（图 11-12、图 11-13、图 11-14）。

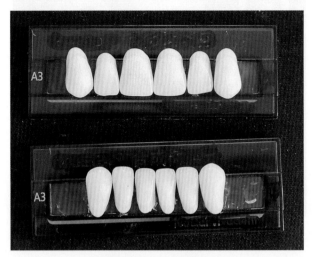

图 11-11　人工前牙

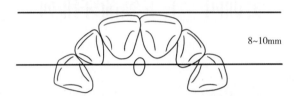

图 11-12　切牙乳突在排牙中的指导作用

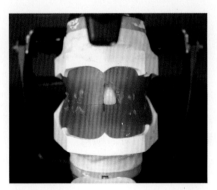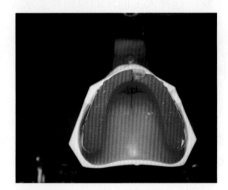

图 11-13　排列上颌中切牙

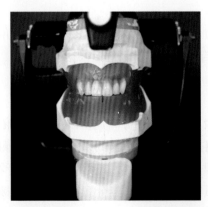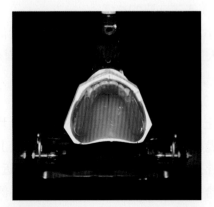

图 11-14　上颌前牙排列完成

2. 下颌前牙的排列　先将下颌中切牙，要求牙颈部位于下颌牙槽嵴顶上或微偏向唇侧，切缘超过蜡堤𬌗平面并与上颌前牙有适当的覆盖、覆𬌗关系，唇面微向唇侧倾斜。左右上颌中切牙间的中线与上颌正中线相一致。按同样方法排列侧切牙和尖牙。上下前牙的覆𬌗一般约 1mm，覆盖 3mm 左右（图 11–15）。

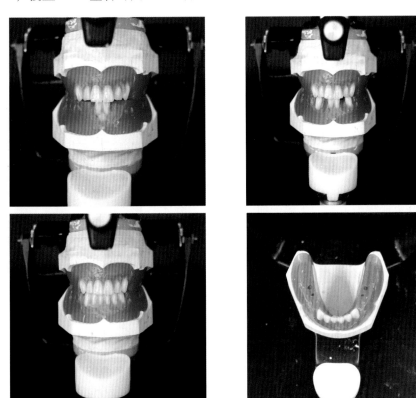

图 11–15　上下颌人工前牙排列

3. 前牙具体排牙要求　见第六章。

实训五　上下颌后牙排列

一、目的与要求

1. **掌握**　全口义齿排列人工后牙的基本原则和方法。
2. **了解**　选择人工后牙的原则和要求。

二、实训内容

选择、排列人工后牙。

三、实训器材

1. **器械**　仿生头模、台式电钻、蜡勺、蜡型雕刻刀、酒精灯、喷灯、玻璃板。
2. **材料**　人工后牙、红蜡片、咬合纸。

扫码"学一学"

四、实验方法

（一）人工后牙的选择

人工后牙近远中总宽度应等于下尖牙远中面至磨牙后垫前缘的距离，人工后牙牙尖斜度应根据牙槽嵴宽窄条件决定，一般牙尖斜度为20°。牙冠唇面高度根据颌间距离大小选择，尽可能唇面长一些，有利于美观。

（二）人工后牙的排列

1. 上下颌后牙的排列

一般先排第一前磨牙，而后第二前磨牙、第一磨牙，最后排第二磨牙，如空隙不够时，可将第一前磨牙的远中面稍加磨去（图11-16）。排列下颌后牙时，要求与上颌后牙有紧密的正中𬌗接触关系。

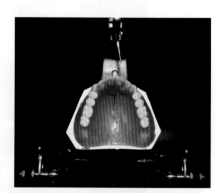

图 11-16　上颌人工后牙排列

2. 方法

（1）先在下颌模型上相当于第一前磨牙和第二磨牙的牙槽嵴顶处，用铅笔作标记，并将此二点相连，再向后延伸到模型的边缘上。

（2）将下颌基托放回模型上，根据模型上的延伸线在𬌗堤平面上画出标记线。此线即代表牙槽嵴顶的位置，作为排列上后牙的参考。

（3）用蜡刀削去一侧上颌𬌗堤，亦可将原𬌗堤切去，换以烘软的蜡条。用蜡匙烫软蜡𬌗堤，在相当于第一前磨牙的位置，排列上颌第一前磨牙，牙体长轴位于上颌的牙槽嵴顶上，舌尖对准下颌牙槽嵴上所画的标记线，然后根据后牙排牙顺序，依此排列各上后牙。

（4）上后牙排列完成后，去除下𬌗堤，按确定的正中𬌗关系，依第一磨牙、第二磨牙、第二前磨牙和第一前磨牙顺序排列下颌各后牙（图11-17）。

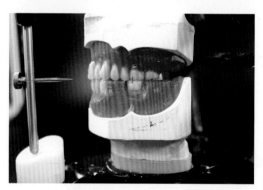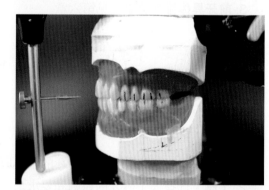

图 11-17　下颌人工后牙排列

（5）全面检查各牙位置是否合适，咬合关系是否恰当，特别要注意舌侧是否已紧密接触，尖窝相对。

3. 后牙具体排牙要求　见第六章。

实训六 牙龈雕刻

一、目的与要求

掌握 全口义齿牙龈雕刻的方法和要求。

二、实训内容

牙龈雕刻。

三、实训器材

1.**器械** 蜡勺、蜡型雕刻刀、酒精灯、喷灯。
2.**材料** 蜡片。

四、实训方法

将排列完成已作过殆平衡调整及选磨的人工牙列固定在正中殆位。用蜡匙将液化蜡加在牙龈区，待冷却。用雕刻刀修正龈缘。牙颈线的高低部位，根据年龄及牙冠生理特点来决定。用雕刻刀与前牙牙冠表面成60°，与后牙牙冠表面成45°，雕刻牙龈形态、根部略突，牙龈乳头区略凹、唇颊面的牙龈区应形成自然高低起伏的形态。基托有一定厚度，但颊侧基托在牙龈缘与基托边缘之间应制作成凹面以利义齿固位。用蜡刀去净牙冠表面及殆面的余蜡，并用小火将蜡型表面烘光，或用软布擦光洁蜡型表面，准备试戴。

实训七 包埋、填充塑料、热处理

一、目的与要求

1.**掌握** 去蜡、充填塑料、热处理的操作方法和要求。
2.**了解** 基托塑料的性能和充填、热处理时的注意事项。

二、实训内容

全口义齿的包埋、填充塑料、热处理。

三、实训器材

1.**器械** 水壶、杯、调刀、压榨器、型盒、水浴锅、石膏剪刀、雕刻刀、毛笔。
2.**材料** 基托塑料粉、液，玻璃纸，分离剂，石膏。

四、实训方法

（一）装盒

蜡型试戴合适后，将义齿蜡型放回模型上，蜡基托边缘与模型之间用蜡封闭。注意唇颊沟要用蜡充满，修整牙龈和蜡基托，然后进行装盒。先将石膏模型从𬌗架上轻轻取下（切勿敲断）。入型盒后假牙最高点至少低于上层型盒边缘5mm，唇颊沟蜡基托边缘与下层型盒边缘平齐。将模型放入盛有水的量杯中，将模型浸没，待吸水充分后备用。将分离剂喷涂于型盒，防止石膏粘附。调拌石膏，注入下层型盒2/3。将模型轻轻压下，使蜡基托边缘与型盒边缘平齐或稍低。蜡型表面及蜡边缘尽量暴露，所有石膏面成斜坡，不能有任何倒凹产生，否则开盒去蜡时石膏容易断裂。去除周围多余石膏，表面用毛笔涂擦光滑（图11-18）。石膏凝固以后，在石膏表面涂肥皂水，然后放好型盒上部，再调拌石膏，从型盒边缘逐渐倒入，并轻轻震动之，排出空气，使石膏均匀地流向各处。石膏注满后，盖上型盒盖，在压榨器上轻轻加压，要求上下二层型盒紧密接触，然后去除压出的多余石膏。

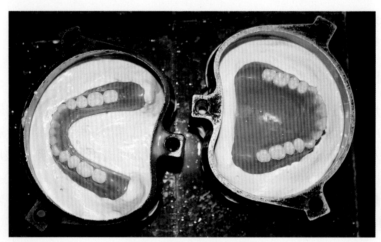

图11-18　下层型盒完成

（二）去蜡

型盒内石膏完全凝固后，将型盒浸入沸水中3~5分钟，使蜡软化。取出型盒，用石膏切刀将上下型盒四周分开后，轻轻分开型盒，去除软化的蜡基托，余蜡用沸水冲干净，如有部分假牙脱落，注意切勿冲失。修整尖锐的石膏边缘，如打开型盒时有部分石膏折断，应对正确后用粘固粉粘牢，仔细检查假牙有无移位。清洁型盒外围。根据临床所确定的后堤区，在模型上加以刮除（若临床印模对已作后堤区加压，可不需作模型刮除）（图11-19）。

（三）充填塑料

采用普通基托塑料，充填方法如下。

1. 调拌塑料　根据基托厚薄大小，调拌适量塑料，其用粉量一般上颌为25~30克，下颌在20~25克之间，单体与聚合体所采用的调拌比例约1:3（容量比），一般可按所需量先放粉于调杯内，再加单体至刚湿润为宜，用不锈钢调刀调和均匀，然后再加盖以免单体挥发。

2. 调和后变化　粉被单体溶胀，由湿砂期—稀糊期—黏丝期—面团期—橡胶期—坚硬期等阶段变化。面团期又称可塑期，此时期粉基本被单体溶胀，无过剩单体存在，黏着感消失，呈可塑的粉团状，为填塞于型盒的最适宜时期。临床操作必须掌握此期，从开始调和到粉团期，在常规的粉液调和比例时，室温 20℃左右，历时 10~15 分钟。室温高历时短，室温低历时长，整个粉团期（即黏丝期末至橡胶期初）在室温 20℃时历时 5 分钟左右，室温高则同样历时短，室温低时历时较稍长。因此必须掌握室温高低，尤其要注意在夏季操作时塑料反应较快，以免来不及填入型盒。

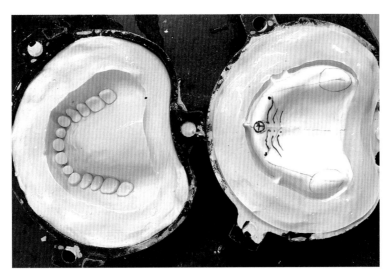

图 11-19　除蜡完成

3. 充填　整个操作应该在面团期内完成，进行填胶前，在石膏表面涂布分离剂。如人工系塑料牙，为使其与所填塑料充分结合，要求在充填前先以牙托水处理假牙 3 分钟左右，使假牙与塑料的接触面被牙托水充分溶胀，但也不宜涂之过多。

假牙处理完毕，以湿玻璃纸将粉团状调和物均匀搓揉，挤去气泡，上颌搓成圆团状，下颌搓成条状，加压纳入型盒（有人工牙部分），使塑料填满整个空隙，然后垫上玻璃纸，盖好上盒，在压榨器上均匀而缓慢进行一次试加压，力量要逐渐增加，不可骤然猛压，以免模型压坏造成基托变形。分开上下层型盒，去除多余的菲边，或在缺损处填补不足的塑料，再次合上上下层型盒，加压紧密后固定。

（四）热处理

型盒加压固定以后可进行热处理，热处理通常采用水浴加温法（图 11-20），先将型盒置于室温水中缓缓加温，在 70℃以下 90 分钟，再升温至沸点维持 30 分钟，待自然冷却后，开盒磨光。

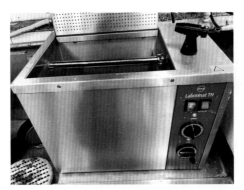

图 11-20　水浴聚合树脂

扫码"学一学"

实训八　开盒、磨光

一、目的与要求

掌握　全口义齿开盒、磨光的步骤和要求。

二、实训内容

全口义齿的开盒、磨光。

三、实训器材

1. **器械**　小刀、木锤或铁锤、石膏剪、技工用微型电机。
2. **材料**　裂钻、砂石、炮弹形磨石、砂皮纸、毛刷、布轮、绒轮、细石英粉。

四、实训方法

1. **将石膏脱出型盒**　用小刀轻轻将型盒上下层分开，以木锤敲打型盒边缘使石膏脱出型盒。

2. **分离义齿**　以石膏剪刀剪去假牙周围石膏，取出修复体时，应注意下颌基托不能从舌侧修剪，以免基托折断。

3. **去除石膏**　用工作刀刮去多余石膏，托牙组织面的石膏可用纯圆钻轻轻磨去，但不可影响基托组织的正确性（图11-21）。

4. **粗磨**　用大炮弹形粗磨石磨去基托边缘过多过厚的塑料，基托厚薄要均匀，确保基托厚度2~2.5mm，边缘要圆纯，边缘长度位于黏膜翻折线。基托修整时在表面磨平的同时注意牙根外形，除尖牙外，尽量形成"S"型凹面。

5. **细磨**　先磨平、再磨光，整个磨平磨光过程所用磨具应由粗到细。打磨时握牢修复体以免掉落损坏。最后用毛刷、绒布或布轮及细石英粉，在技工打磨机上磨光，磨光后洗干净，吹干，干净的绒布轮沾抛光泥进行细致抛光直至光亮，再一次洗净、蒸汽机冲洗后全口义齿完成（图11-22）。

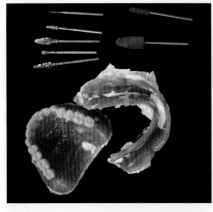

图11-21　全口义齿开盒及打磨抛光材料

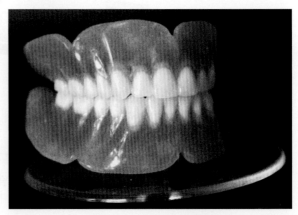

图11-22　全口义齿完成

参考答案

第二章　与全口义齿制作相关的基础知识

1. B　　2. A　　3. D　　4. D　　5. C　　6. B　　7. B　　8. D　　9. A　　10. D

11. A　　12. B　　13. B　　14. D　　15. D　　16. A　　17. A　　18. A　　19. B　　20. A

21. A

第三章　全口义齿印模制取

1. C　　2. A　　3. A　　4. A　　5. D　　6. C　　7. B　　8. C　　9. B　　10. ABD

11. ABC　　12. ABCD　　13. ABC　　14. ABCD　　15. ABC　　16. ABCD

第四章　颌位关系记录

1. B　　2. B　　3. A　　4. A　　5. D

第五章　颌位关系的转移

1. C　2. C　　3. A　　4. D　　5. C　　6. A　　7. E

第六章　排牙与平衡𬌗的调整

1. B　　2. A　　3. C　　4. B　　5. D　　6. C　　7. C　　8. C　　9. E　　10. E

11. E　　12. C　　13. A　　14. A　　15. E　　16. E　　17. A　　18. D　　19. C　　20. C

21. E

第七章　蜡型的试戴与塑形

1. C　　2. E　　3. B　　4. A　　5. C　　6. D　　7. D　　8. E　　9. D　　10. B

第八章　全口义齿完成

1. B　　2. D　　3. D　　4. E　　5. B　　6. C　　7. C　　8. B　　9. C　　10. E

第九章　全口义齿的初戴

1. A　　2. B　　3. D　　4. B　　5. E　　6. D　　7. A　　8. D　　9. E　　10. A

11. C　　12. E　　13. E　　14. E　　15. D　　16. D　　17. E　　18. E　　19. D　　20. E

第十章　其他种类全口义齿

1. B　　2. E　　3. E　　4. E　　5. A　　6. E　　7. A　　8. D　　9. E　　10. B

11. D

参考文献

[1] 赵铱民. 口腔修复学[M]. 7版. 北京：人民卫生出版社，2012.

[2] 王跃进. 全口义齿工艺技术[M]. 3版. 北京：人民卫生出版社，2015.

[3] 赵创. 全口义齿工艺技术[M]. 北京：人民卫生出版社，2017.

[4] 王荃. 口腔材料学[M]. 3版. 北京：人民卫生出版社，2015.

[5] Arthur O.Rahn. 全口义齿教科书[M].6版. 冯海兰，主译. 北京：人民卫生出版社，2011.

[6] 阿布二郎. 从开始到结束的四个步骤下颌吸附性义齿和BPS临床指南[M]. 骆小平，主译. 北京：人民军医出版社，2016.

[7] 周学东，唐洁，谭静. 口腔医学史[M]. 北京：人民卫生出版社，2013.

[8] 郭吕华. 数字化口腔修复工艺图解[M]. 北京：人民卫生出版社，2018.

[9] 杜士民，黄呈森. 全口义齿工艺技术[M]. 北京：科学出版社，2014.

[10] 冯海兰，徐军. 口腔修复学[M]. 2版. 北京：北京大学医学出版社，2013.

[11] 吴国峰，张玉梅. 全口义齿临床修复规范[M]. 北京：人民军医出版社，2012.